Fonoaudiologia e
Violência em Foco

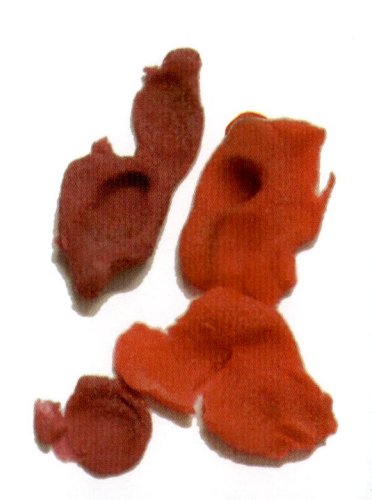

A estória da capa

Sempre fui afeita a histórias, ou segundo Rubem Alves, estórias. Estas últimas se referem ao cotidiano e ao pulsar da vida, ao que é mágico, assim lhes conto como surgiu a nossa capa.

Toda produção passa por inúmeros processos envolvendo construção, desconstrução, reconstrução. Quando me deparei com a elaboração dos argumentos para este livro, a primeira imagem que me veio à mente foi: desvelar. É preciso mostrar a importância de se tirar o véu que pode estar presente em algumas relações humanas e que encobre ausências, dores físicas e aquelas que acometem a alma. A capa deveria, então, trazer uma imagem que pudesse destacar a importância em se perceber os fatos para além do que eles aparentam, ir além do que não está visível. Estar atento à "aparente sutileza" com que se mostram, ou melhor, se escondem, e isto inclui toda a sorte de violências aqui abordadas.

Fiquei durante um tempo à procura dessa imagem e acabei deixando-a de lado. Em uma noite, sem esperar, enquanto revisava o material para o livro, meu filho Athos, com então 1 ano e 4 meses, sentou-se no meu colo, pegou uma das folhas do texto e começou a colar pequenos pedaços de massa de modelar.

A sintonia, a entrega e a sensação de paz entre ambos era perfeita, assim como a certeza de estar no lugar certo. Nossos trabalhos fluíram de tal maneira que nem me dei conta do que estava por acontecer. Passados poucos minutos ele se virou, me entregou a folha repleta de pequenos fragmentos de massa de modelar com suas digitais impressas coladas no papel, desceu do colo e voltou a brincar.

Nesse momento, percebi que o argumento do nosso livro ganhara forma, sentido, e ao mesmo tempo em que a capa se materializava, aumentava em mim a certeza do que é necessário fazer, do que significa o cuidar e o que deve compor o ambiente capaz de promover a beleza do desenvolvimento infantil, enfim, da maneira como todos nós deste livro realmente esperamos que seja...

Fonoaudiologia e Violência em Foco

Michele Soltosky Peres
Fonoaudióloga
Doutorado em Linguística pela Faculdade de Letras da UFRJ
Docente do Curso de Fonoaudiologia da Universidade Federal do Rio Grande do Norte

Márcia Lourenço Baima
Fonoaudióloga
Mestrado em Saúde da Criança e da Mulher pela FIOCRUZ/IFF
Fonoaudióloga do Instituto Estadual de Hematologia Arthur de Siqueira Cavalcanti – HEMORIO
Hospital Estadual Pedro II e Hospital Infantil Ismélia Silveira, RJ

Lourdes Bernadete Rocha de Souza
Fonoaudióloga
Especialista em Voz
Docente do Departamento de Fonoaudiologia da UFRN
Doutorado em Ciências da Saúde pela UFRN
Pós-Doutorado pela USP-Bauru

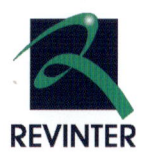

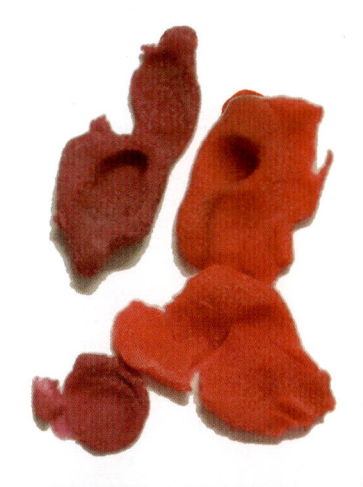

REVINTER

Fonoaudiologia e Violência em Foco
Copyright © 2012 by Livraria e Editora Revinter Ltda.

ISBN 978-85-372-0467-2

Todos os direitos reservados.

É expressamente proibida a reprodução deste livro, no seu todo ou em parte, por quaisquer meios, sem o consentimento por escrito da Editora.

Contato com as autoras:
MICHELE SOLTOSKY PERES
msoltosky@gmail.com
MÁRCIA LOURENÇO BAIMA
marcialourenc@gmail.com

CIP-BRASIL. CATALOGAÇÃO-NA-FONTE
SINDICATO NACIONAL DOS EDITORES DE LIVROS, RJ

P511f

Peres, Michele Soltosky
    Fonoaudiologia e violência em foco/Michele Soltosky Peres, Márcia Lourenço Baima. - Rio de Janeiro: Revinter, 2012.
    il.

    Inclui bibliografia e índice
    ISBN 978-85-372-0467-2

    1. Fonoaudiologia - Aspectos sociais. I. Baima, Márcia Lourenço II. Título.

12-2417.   CDD: 616.855
                            CDU: 616.89-008.434

A responsabilidade civil e criminal, perante terceiros e perante a Editora Revinter, sobre o conteúdo total desta obra, incluindo as ilustrações e autorizações/créditos correspondentes, é do(s) autor(es) da mesma.

Livraria e Editora REVINTER Ltda.
Rua do Matoso, 170 – Tijuca
20270-135 – Rio de Janeiro – RJ
Tel.: (21) 2563-9700 – Fax: (21) 2563-9701
livraria@revinter.com.br – www.revinter.com.br

Dedicatória

À minha mãe, Wanda Lúcia Soltosky Peres, meu carinho e enorme admiração;
Ao Athos, meu filho, por me ensinar a sorrir com a alma.

Michele Soltosky Peres

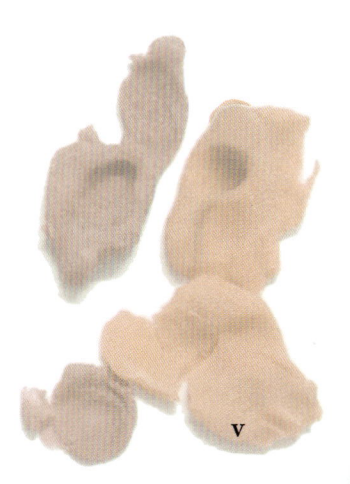

Agradecimentos

Ao Flávio Augusto Pinto Corrêa;
À Flávia Gobbi; e
Aos que compartilharam conosco suas histórias de vida.

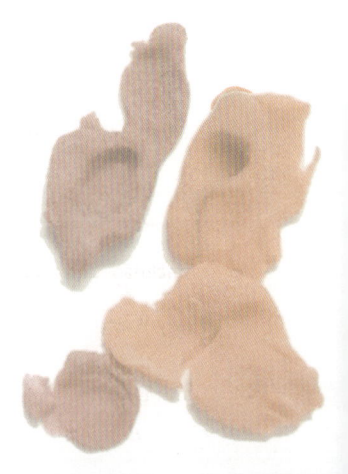

Sumário

Apresentação ix
Colaboradores xi
Prefácio xv

1 Reflexões Teórico-Conceituais sobre a Violência contra Crianças, Adolescentes, Mulheres e Idosos 1
Márcia Lourenço Baima
Introdução 1
Sobre Crianças 2
Sobre Portadores de Deficiências 5
Sobre Mulheres 7
Sobre Idosos 8

2 Reconhecendo Sinais e Sintomas da Violência contra Infância e Adolescência 13
*Flávia de Oliveira Champion Barreto ▪ Paula Camelo Soares Caldas
Renata Spena dos Santos*
Introdução 13
Contexto Histórico 15
Tipos de Violência 20
Sinais e Sintomas 22
Casos Clínicos 28
A Prática Clínica 31
Considerações Finais 33

3 Violência e seus Agravos no Campo Fonoaudiológico – Relação Violência e Linguagem na Criança 37
*Simone Aparecida Lopes-Herrera ▪ Ulisses Herrera Chaves
Elen Caroline Franco*
Introdução 37
Noções Gerais sobre Violência Intrafamiliar/Domiciliar .. 38
Violência e Desenvolvimento Infantil 44
Violência e Desenvolvimento da Linguagem 49
Institucionalização e Desenvolvimento da Linguagem ... 52
Atuação com Famílias de Crianças Abrigadas ou de Risco . 57
Conclusão 59

**4 Dificuldades de Aprendizagem e Violência contra
Crianças e Adolescentes** 65
*Michele Soltosky Peres ▪ Carolina Moreira Chedier
Aline Rodrigues Corrêa Sudo*
Introdução 65
Concluindo 75

**5 *Bullying* e Fonoaudiologia Educacional – Reconhecendo Casos,
Estabelecendo Metas para Prevenção** 77
*Paula Camelo Soares Caldas ▪ Renata Spena dos Santos
Flávia de Oliveira Champion Barreto*
Introdução 77
Violência na Escola. 78
Bullying 80
Fonoaudiologia Educacional. 83
Relato de Casos 85
Propostas de Intervenção 88
Considerações Finais 90

**6 Deficiência Auditiva e Barreiras Comunicativas –
Situação de Risco para a Violência** 93
Joseli Soares Brazorotto ▪ Michele Soltosky Peres
Introdução 93
Estudos sobre Violência contra Criança com
Deficiência Auditiva. 98
Conclusões 101

7 Violência e Voz 103
Lourdes Bernadete Rocha de Souza
Introdução 103

8 Fonoaudiologia, Amamentação e Violência contra Mulheres 119
Márcia Lourenço Baima
Introdução 119

**9 Formas de Violência e Envelhecimento –
Fonoaudiologia frente à Violência contra o Idoso** 127
*Ana Paula Santana ▪ Giselle Massi ▪ Ana Cristina Guarinello
Alexandre Bergamo ▪ Ana Paula Berberian*
Introdução 127
Violência como um "Problema Público" 128
Envelhecimento e Violência 132
Fonoaudiologia, Idoso e Violência 139
Considerações Finais 146

Índice Remissivo 149

Apresentação

Fonoaudiologia e Violência em Foco – no Brasil, o conhecimento sobre a dimensão da violência ocorrida no âmbito familiar e institucional, embora tenha apresentado um crescimento significativo na última década, especialmente sob a ótica da Saúde Pública, ainda é considerado incipiente em algumas áreas, como é o caso da Fonoaudiologia. Não é incomum a sensação compartilhada pelos colegas de profissão de que não há praticamente publicações científicas que abordem o tema em quaisquer que sejam as áreas de atuação (Voz, Linguagem, Motricidade Orofacial, Saúde Coletiva, Fonoaudiologia Educacional ou Audiologia). A necessidade de compreender mais sobre a complexidade dos casos observados na clínica Fonoaudiológica, como estes se articulam com as demais áreas afins (educação, psicologia, odontologia entre outras), tem sido uma das importantes motivações para a construção do saber científico e vem contribuindo para a inserção da Fonoaudiologia neste cenário de discussão.

O objetivo deste livro é, a partir da apresentação de uma coletânea de textos produzidos por fonoaudiólogos e profissionais de áreas correlatas, no contexto de suas experiências clínica e acadêmica, inserir gradativamente a Fonoaudiologia na discussão crítica sobre a violência em diferentes contextos. Espera-se que estas novas contribuições possam resultar na elaboração de formas de enfrentamento com estratégias que viabilizem a mudança da realidade cujo *status* é o de um grave problema de saúde pública.

Esperamos, ainda, que o destaque dado à caracterização dos atos de violência e de seus agravos, bem como à sua repercussão nas diversas áreas da clínica fonoaudiológica, possa servir como um importante instrumento para o reconhecimento dos impactos da violência nos processos comunicativos, assim como para a construção do conhecimento.

Agradecemos a todos os colaboradores que prontamente se disponibilizaram em contribuir com suas experiências e ações científicas para o que consideramos ser um importante passo em nossa área.

Colaboradores

Alexandre Bergamo
Sociólogo
Docente do Curso de Ciências Sociais e do Programa de Pós-Graduação em Ciências Sociais da FFC/UNESP
Doutorado em Sociologia da Cultura pela USP

Aline Rodrigues Corrêa Sudo
Fonoaudióloga
Mestrado em Saúde Coletiva pelo Instituto de Saúde da Comunidade da Universidade Federal Fluminense
Especialização em Educação e Reeducação Psicomotora pela UERJ
Servidora da Prefeitura da Cidade do Rio de Janeiro, Maternidade Leila Diniz, Onde Preside o Comitê de Aleitamento Materno

Ana Cristina Guarinello
Fonoaudióloga
Docente do Mestrado e Doutorado em Distúrbios da Comunicação da Universidade Tuiuti do Paraná
Doutorado em Linguística pela UFPR

Ana Paula Berberian
Fonoaudióloga
Docente do Mestrado e Doutorado em Distúrbios da Comunicação da Universidade Tuiuti do Paraná
Doutorado em História pela PUC-SP

Ana Paula Santana
Fonoaudióloga
Docente do Mestrado e Doutorado em Distúrbios da Comunicação da Universidade Tuiuti do Paraná
Doutorado em Linguística pela UNICAMP

Carolina Moreira Chedier
Fonoaudióloga
Mestrado em Linguística pela Faculdade de Letras da UFRJ Chefe do Setor de Fonoaudiologia do Hospital São Zacharias (Santa Casa da Misericórdia do Rio de Janeiro)

Elen Caroline Franco
Graduanda em Fonoaudiologia pela Faculdade de Odontologia de Bauru da USP, da Universidade de São Paulo (USP)
Bolsista do Programa de Educação Tutorial em Fonoaudiologia (PET) da FOB-USP

Flávia de Oliveira Champion Barreto
Fonoaudióloga Clínica do Instituto de Puericultura Martagão Gesteira IPPMG/UFRJ
Mestrado em Saúde Coletiva ISC/UFRJ
Doutoranda em Saúde Coletiva pelo Instituto de Estudos em Saúde Coletiva – IESC/UFRN

Giselle Massi
Fonoaudióloga
Docente do Mestrado e Doutorado em Distúrbios da Comunicação da Universidade Tuiuti do Paraná
Doutorado em Linguística pela UFPR

Joseli Soares Brazorotto
Fonoaudióloga
Doutorado em Educação Especial pela UFSCar
Docente do Curso de Fonoaudiologia da Universidade Federal do Rio Grande do Norte

Lourdes Bernadete Rocha de Souza
Fonoaudióloga
Especialista em Voz
Docente do Departamento de Fonoaudiologia da UFRN
Doutorado em Ciências da Saúde pela UFRN
Pós-Doutorado pela USP-Bauru

Márcia Lourenço Baima
Fonoaudióloga
Mestrado em Saúde da Criança e da Mulher pela FIOCRUZ/IFF
Fonoaudióloga do Instituto Estadual de Hematologia Arthur de Siqueira Cavalcanti – HEMORIO
Hospital Estadual Pedro II e Hospital Infantil Ismélia Silveira, RJ

Colaboradores

Michele Soltosky Peres
Fonoaudióloga
Doutorado em Linguística pela Faculdade de Letras da UFRJ
Docente do Curso de Fonoaudiologia da
Universidade Federal do Rio Grande do Norte

Paula Camelo Soares Caldas
Fonoaudióloga Clínica da Prefeitura de Rio Bonito – RJ
Fonoaudióloga com Capacitação Profissional em Serviço – Ambulatório de Fonoaudiologia Especializado em Linguagem do Instituto Fernandes Figueira – FIOCRUZ
Pós-Graduada em Atenção Integral à Saúde Materno Infantil – Universidade Federal do Rio de Janeiro

Renata Spena dos Santos
Fonoaudióloga
Especialista em Linguagem pelo Conselho Federal de Fonoaudiologia (CFFa)
Pós-Graduada em Atenção Integral à Saúde Materno Infantil – Universidade Federal do Rio de Janeiro

Simone Aparecida Lopes-Herrera
Fonoaudióloga
Docente do Departamento de Fonoaudiologia da Faculdade de Odontologia de Bauru (FOB-USP) da Universidade de São Paulo (USP)
Doutorado em Educação Especial pela Universidade Federal de São Carlos
Especialista em Linguagem pelo Conselho Federal de Fonoaudiologia (CFFa)

Ulisses Herrera Chaves
Psicólogo
Coordenador do Curso de Psicologia da Universidade Paulista (UNIP-Bauru) e do Curso de Pós-Graduação em Intervenção Familiar Sistêmica da Faculdade de Medicina de São José do Rio Preto-SP (FAMERP)
Doutorando em Ciências da Reabilitação pela USP-Bauru (Hospital de Reabilitação de Bauru – HRAC)
Mestrado em Psicologia pela USP – Ribeirão Preto
Especialização em Terapia de Família e Casal pela PUC-SP

Prefácio

Causou-me grande honra e responsabilidade prefaciar a obra *Fonoaudiologia e Violência em Foco*, produzida por um grupo de pesquisadores de destaque em suas áreas e que abre debate sobre esta importante temática, contribuindo, assim, para o enriquecimento da literatura na área.

A desagregação social, refletida nas estruturas corrompidas da nossa sociedade, nas famílias desajustadas e em dores não expressas, diariamente, chega aos serviços de saúde. A reflexão que a obra *Fonoaudiologia e Violência em Foco* traz é contundente, atual e desperta um olhar atento daqueles que militam na área da saúde e correlatas. Diariamente, não podemos fechar os olhos para o sofrimento pelo qual passam estratos da sociedade que nos procuram. Não podemos deixar de incluir a violência e suas diversas facetas nas cadeias de causalidade de distúrbios que não alicerçam só no biológico suas raízes.

As descobertas do papel do afeto por Rosseau, no século XVIII, deram início à divulgação da sua importância para a formação da personalidade da criança. Por outro lado, a humanidade atravessa a história da era cristã reivindicando os direitos humanos, nos quais aflora a consciência cada vez maior de suas necessidades.

Reconhecidamente, o amor é um elemento essencial para o crescimento e desenvolvimento das crianças e adolescentes, a fim de se tornarem adultos saudáveis em todas as dimensões desejadas, seguros e responsáveis. Desta forma, não só uma relação de abuso, mas também a ausência deste amor destroem a possibilidade deste desenvolvimento, por agredirem a dignidade das vítimas, minando sua autoestima, criando a desconfiança sobre o "outro"; por conseguinte, deturpando sua capacidade de amar, serem amadas e relacionarem-se de forma saudável.

A postura cega perpetuará na sociedade suas arestas de intolerância e irracionalidade. O comodismo daqueles que assumem a postura acadêmica obtusa, legalista e centrada em práticas limitadas em sua abrangência social alimenta a violência que se instala nas famílias, nas escolas, no dia a dia.

E torna-se cada vez mais normal achar os avanços da legislação "relevantes", mas continuamos, sistematicamente, comportando-nos como se a violência, em suas mais diversas manifestações, fosse algo tão distante de nós que não mereça a nossa atenção. Idosos, crianças, mulheres estão, historicamente, à margem da sociedade, que insiste em não enxergá-los justamente como pontes, que se conectam pela vida adulta.

Embora a violência seja um fenômeno que tenha sempre feito parte da experiência humana, a cada ano seu impacto é sentido por milhões de pessoas, com altos custos na forma de sofrimento, dor, mortes, além das perdas materiais. Por isto, desde os anos 80 do último século, trabalhadores da saúde pública, pesquisadores e os próprios sistemas de saúde têm investido esforços e recursos, tentando compreender as raízes da violência e controlar suas consequências.

O presente trabalho traz nova e significativa contribuição para este campo de conhecimento, abordando os impactos da violência nas diversas formas de comunicação e expressas em diferentes segmentos populacionais. Curiosa também é a abordagem aqui vista do papel que as próprias deficiências de comunicação exercem enquanto "facilitadoras" da violência. Fecha-se o ciclo vicioso, desta maneira.

Escutar o que não é dito, entender as entrelinhas, linguagem sutil: a violência camuflada de correção, zelo, medo, afetando crianças, adolescentes, mulheres, idosos e tantos outros, inclusive no exercício profissional e em salas de aula, em que, paradoxalmente, as leis de convívio e tolerância deveriam ser também aprendidas.

A obra em questão aborda estas dimensões e traz subsídios para reflexão e prática sobre o tema, não só no campo da Fonoaudiologia, mas também a todos os interessados das áreas de educação, saúde, direito. Como campo da saúde coletiva, sem dúvida, o tema causa profundas reflexões.

Se o amor e respeito ao outro e o estabelecimento de redes sociais mais estruturadas poderiam criar o arcabouço para mudança da perversa realidade da violência em nossa sociedade, esta obra fala-nos de profundas mudanças em nossas próprias vidas. Acabamos contemplando o cenário violento da nossa sociedade como algo

Prefácio

irreversível, parte da (in)evolução pela qual passam as instituições. Faz-se, portanto, fundamental o retorno à essência das relações, do assumir nossos papéis, iniciando no âmbito das famílias, tão diversamente constituídas na atualidade, mas que, indistintamente, devem resgatar seu papel de elo entre o afetivo e o cognitivo.

Se a violência permeia historicamente as relações humanas, façamos um convite a uma viagem que resgate o que nos constituiu, ao que nos difere: a humanidade. Que o cenário caricaturado pela mídia, pela velocidade da informação, pela luta desmedida pelo *status*/sobrevivência, pela possível maior liberdade a que nós estamos sujeitos não nos destitua da humanidade.

A obra *Fonoaudiologia e Violência em Foco*, mais do que um compilado de pesquisas direcionadas para a área em questão, mobiliza-nos para a reflexão sobre o nosso papel enquanto agentes transformadores da sociedade, estando em nossas mãos a responsabilidade por esta transformação. Reflexão para ação: ser omisso também é um ato de violência.

Isabel Cristina Gonçalves Leite
Doutora em Saúde Publica

Fonoaudiologia e
Violência em Foco

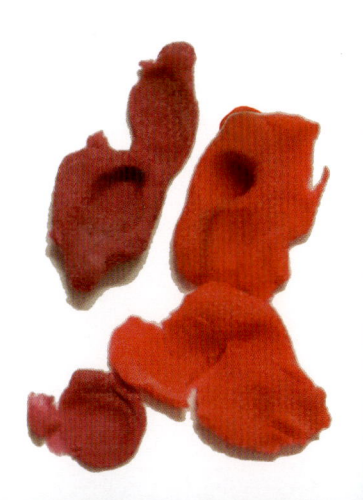

1 Reflexões Teórico-Conceituais sobre a Violência contra Crianças, Adolescentes, Mulheres e Idosos

Márcia Lourenço Baima

INTRODUÇÃO

O fenômeno da violência, embora bastante estudado nos dias atuais, ainda se caracteriza como um sério agravo à saúde física e mental de crianças, jovens, adultos e idosos.

Minayo, em 1994, já chamava a atenção para a amplitude da agenda que a violência coloca para a Saúde Pública.[11] Ele apontou em seu estudo que além dos efeitos diretos e indiretos, físicos e simbólicos sobre a população, os problemas classificados como "causas externas" congestionam serviços de saúde, aumentam os custos da atenção e afetam a qualidade dos atendimentos. Isso representa, para o Brasil, uma sobrecarga dos serviços de emergência dos hospitais gerais, dos centros especializados e dos institutos médico-legais, indicando a necessidade de adequação de recursos humanos e de equipamentos ao crescimento da demanda.

Classicamente os maus-tratos são divididos nos seguintes tipos:[17]

- Maus-tratos físicos: uso de força física de forma intencional, não acidental, como estapear, socar, chutar e surrar com o objetivo de ferir, danificar ou destruir, deixando ou não marcas evidentes.

- Relações sexuais forçadas e outras formas de coação sexual: é todo ato ou jogo sexual, relação hetero ou homossexual que tem por intenção estimulá-la sexualmente ou utilizá-la para obter satisfação sexual. Estas práticas são impostas pela violência física, por ameaças ou pela indução de sua vontade.

- Maus-tratos psicológicos: toda forma de rejeição, depreciação, discriminação, desrespeito, cobrança ou punição exageradas, intimidação, constante desvalorização e humilhação. Muitas vezes esse tipo de violência está embutido nos demais tipos.

- Vários comportamentos controladores, como isolar a pessoa de sua família e amigos, monitorar seus movimentos e restringir seu acesso às informações ou à assistência.

Com relação às crianças, portadores de deficiência e idosos, ainda podemos acrescentar:[20]

- *Negligência:* é o ato de omissão do responsável pelo indivíduo em prover as necessidades básicas, como privação de medicamentos, higiene, ausência de proteção contra as inclemências do meio (frio e calor), não prover condições para a frequência na escola, médico etc. A identificação desse tipo de violência em nosso meio deve ser feita com cuidado já que as dificuldades socioeconômicas da população podem levar ao questionamento da existência de intencionalidade.

- *Síndrome de Munchausen por procuração:* é a situação em que a criança é trazida para cuidados médicos em razão de sintomas e/ou sinais inventados ou provocados pelos seus responsáveis. Em decorrência disso, há consequências que podem ser caracterizadas como violência física (exames complementares desnecessários, uso de medicamentos, ingestão forçada de líquidos etc.) e psicológica (consultas e internações).

- *"Síndrome do bebê sacudido":* que consiste em lesões cerebrais que ocorrem quando a criança, em geral menor de 6 meses de idade, é sacudida por um adulto.

SOBRE CRIANÇAS

Apesar de a violência estar presente em diversas culturas, classes sociais e faixas etárias, as crianças e jovens parecem mais vulneráveis. Trata-se de uma população cujos direitos básicos muitas vezes são violados, como o acesso à escola, à assistência à saúde e aos cuidados necessários para o seu desenvolvimento.[20]

No Brasil, assim como em outros países, a violência contra crianças e jovens é bastante expressiva. No período de 1990 a 2000, 211.918 crianças e adolescentes morreram por acidentes e violências (causas externas), sendo que 59.203 tinham idades entre 0 e 9 anos;

33.512 eram púberes entre 10 e 14 anos e 119.203 tinham de 15 a 19 anos.[22] Esses números acima impressionam, principalmente, quando comparados com os 146.824 óbitos por doenças infecciosas e parasitárias, ocorridos em semelhante período no mesmo grupo etário.[22] Os dados assustadores de mortalidade infantil nos fazem pensar que as consequências dos vários tipos de violência, quando não são fatais, podem gerar danos permanentes ou temporários à saúde física e mental em suas vítimas.

Segundo Deslandes,[4] abuso ou maus-tratos a crianças e adolescentes se caracterizam pela existência de um sujeito em condições superiores (idade, força, posição social ou econômica, inteligência, autoridade) que comete um dano físico, psicológico ou sexual, contrariamente à vontade da vítima ou por consentimento obtido a partir da indução ou da sedução enganosa.

A literatura sobre violência inclui a possibilidade de ocorrência de agressões contra crianças no âmbito doméstico, que é aquela praticada por pais ou responsáveis, ou parentes próximos como irmãos, tios, primos, entre outros; no âmbito institucional, é caracterizada por estar associada às condições específicas dos locais onde ocorrem como instituições de saúde, escolas e abrigos e a violência estrutural que vai além da mecânica dos eventos, podendo ser traduzida por aspectos sociais, econômicos e culturais.[7,17]

Vale ressaltar que a prática do castigo físico, durante muito tempo, foi concebida pelos pais como um método disciplinador, podendo ser utilizado na correção de mau comportamento como forma de impor limites, ou ainda, como maneira de garantir o poder absoluto sobre a atitude de seus filhos.[2]

No entanto, atualmente, quando nos deparamos com a violência como uma forma de relação que se estabelece no interior das famílias ou na convivência social, precisamos denunciá-la e "desnaturalizá-la", tratando-a como um problema a ser resolvido e buscando formas mais produtivas de trabalhar com os conflitos.[12,13]

Em nosso país, a violência que acontecia dentro dos lares começou a ser discutida com maior ênfase a partir da década de 1980, quando o "pacto do silêncio" que girava em torno dessa questão começou a dar indícios de fragilidade; da mesma forma, o poder absoluto sobre o destino da criança pelos pais, exercido até então, sofreu um abalo. Dos fatores que contribuíram para o desencadeamento desse processo, o avanço da legislação brasileira no campo dos direitos da criança e do adolescente e a maior divulgação de casos de violência, assim como pesquisas na área, foram alguns dos mecanismos que possibilitaram trazer essa problemática para o cerne da discussão em nossa sociedade.[2]

Desenvolveram-se, então, concepções e movimentos que colocavam a criança como sujeito de direitos, de acordo com a "doutrina da proteção integral", em primeiro lugar, pela própria Organização das Nações Unidas (ONU). Em segundo lugar, por meio dos juristas e dos movimentos sociais brasileiros na década de 1980, com a mobilização da sociedade e de alguns setores do Estado. Essas mobilizações levaram à Assembleia Constituinte de 1987 uma proposta que assegurava os direitos às crianças e aos adolescentes, deixando de serem vistos como propriedade dos pais.[6,19]

Seguindo nessa direção, é criado o Estatuto da Criança e do Adolescente (ECA) – Lei nº 8.069/90 – que traduz a determinação política que pauta os princípios da "Doutrina de Proteção Integral". Assim, o ECA estabelece garantia ampla dos direitos pessoais e sociais de crianças e adolescentes a serem assumidos por toda sociedade.[16]

Mas para que esses direitos chegassem a cada criança e jovem, foram criados os Conselhos Tutelares: *"... se os direitos de uma ou várias crianças estiverem sendo violados, omitidos ou ameaçados, lá deverá estar presente o Conselho Tutelar para intervir, para encaminhar soluções sérias, ágeis, permanentes."*[1]

Então, a grande finalidade dessa instituição é zelar para que todas as crianças e jovens tenham acesso aos seus direitos aplicando medidas de proteção no que diz respeito à família, à saúde e à educação; incluindo-as, assim, como seus familiares em programas de apoio social, educativo e financeiro; requisitando serviços públicos necessários; acionando o Ministério Público e Autoridade Judiciária na garantia dos direitos; assessorando o poder público no orçamento para programas de atendimento e fiscalizando entidades e programas de atendimento às crianças e aos adolescentes.[1]

Apesar de todo esse aparato, as notificações compulsórias ainda são inferiores aos números de vítimas de violências reveladas nas pesquisas.

SOBRE PORTADORES DE DEFICIÊNCIAS

Outra triste realidade é a ocorrência de violência contra portadores de deficiência. As características e o tipo de deficiência podem mascarar a apresentação dos maus-tratos. Um olhar mais minucioso é necessário para que se possa perceber as alterações e reconhecer os sinais gerais de abuso. Existe um aumento do risco para várias formas de maus-tratos quando ocorre desestruturação familiar, bastante frequente após o nascimento de uma criança portadora de deficiência.[18]

Segundo o censo americano, existem mais de 200.000 denúncias de abusos contra crianças deficientes por ano no país, e como a maioria dos casos de violências não é denunciada, estima-se que, na realidade, este número deva superar a marca de 500.000 casos por ano.

No Brasil, as pesquisas estatísticas são escassas, mas um estudo feito no município de São Carlos (São Paulo) no período compreendido entre 2001 e 2004, a partir da análise dos Boletins de Ocorrência encontrados na Delegacia de Defesa da Mulher, revelou que, em 2001, 11% dos estupros registrados foram contra vítimas com deficiência e, em 2002, foram 20%. Em 2002, 15% dos atentados ao pudor foram realizados contra essa população. A idade das vítimas variou entre 10 e 38 anos, todas do sexo feminino. A idade dos agressores variou de 15 a 52 anos, havendo, em um dos casos, agressores múltiplos. A informação sobre a medida judicial aplicada aos agressores só foi recolhida em dois casos, e, em ambos, não ocorreu condenação. A obtenção da informação sobre a condenação dos outros agressores ainda estava em andamento. Como possíveis apontamentos preliminares do estudo destacam-se:

1. A impunidade do agressor, que parece estar associada à falta de crédito advinda dos relatos da vítima com deficiência e de sua família.
2. A necessidade de se elaborar um programa de atendimento a tais vítimas, que ficam marcadas pelos episódios de violência e não obtêm a justiça prevista pelo Código Penal Brasileiro.[15]

No Rio de Janeiro também encontramos uma pesquisa desenvolvida em três instituições de referência que atendem portadores de deficiências da esfera federal, municipal e do terceiro setor, com 53 estudos de caso. Foi feita uma análise de como as instituições estão sendo desafiadas a enfrentar a violência e a violação dos direitos, e a desenvolver estratégias de proteção. Não apenas a violência, mas a pobreza também se colocou como problema para essas organizações. O estudo concluiu que quando as deficiências estão associadas a formas de violência e à violação de direitos, as instituições têm desenvolvido estratégias de amparo social e apoio em rede para melhorar a qualidade de vida de seus usuários. O principal desafio está em buscar reverter desvantagens cumulativas, ampliar capacidades e assegurar cuidado e proteção às crianças, adolescentes e jovens com deficiência e suas famílias.[3]

Nosek et al. (apud Williams[24]) enumeraram 9 fatores que explicariam o maior risco à vitimização das pessoas com deficiência. São eles:

A) Aumento de dependência de outras pessoas para cuidados a longo prazo.

B) Percepção de ausência de punição tanto pela vítima quanto pelo agressor.

C) Percepção, por parte do agressor, de menor risco de ser descoberto.

D) Dificuldades da vítima em fazer com que os outros acreditem em seus relatos (menor credibilidade).

E) Menor conhecimento por parte da vítima do que é adequado ou inadequado em termos de sexualidade.

F) Isolamento social, aumentando o risco de o deficiente ser manipulado por outros.

G) Potencial para desamparo e vulnerabilidade em locais públicos.

H) Valores e atitudes mantidos com relação à inclusão, sem considerar a capacidade do indivíduo de autoproteção.

I) Falta de independência econômica por parte da maioria dos indivíduos portadores de deficiência mental.

Parece que um dos maiores desafios para o setor de saúde pública que lida com essa clientela é conseguir se antecipar à revelação espontânea dos maus-tratos, fazendo uma avaliação mais profunda e redobrando a atenção para os fatores de risco.

SOBRE MULHERES

A violência contra mulheres vem sendo bastante discutida e ganhando, pouco a pouco, espaço na mídia. Para d'Oliveira *et al.*,[5] a violência contra mulheres passou a ser tema de estudo e intervenção na área da saúde a partir dos anos de 1990, ao mesmo tempo em que se firmou, internacionalmente, como questão de direitos humanos. Após o relatório da OMS sobre violência e saúde*, torna-se conhecido para os profissionais dessa área o fato de que a violência contra a mulher tem alta magnitude e relevância na saúde. Sabe-se já que mulheres que vivem/viveram violência doméstica e sexual têm mais queixas, distúrbios e patologias físicas e mentais e utilizam os serviços de saúde com maior frequência do que aquelas sem esta experiência. As mulheres podem apresentar-se a serviços de urgência e emergência por problemas diretamente decorrentes da violência física ou sexual (traumas, fraturas, tentativas de suicídio, abortamentos etc.) ou recorrer a serviços de atenção primária em decorrência de sofrimentos pouco específicos, doenças crônicas, agravos à saúde reprodutiva e sexual ou transtornos mentais.[9]

Apesar de frequente, apresentando prevalência mais alta que muitas patologias, a violência de gênero** sofre uma invisibilidade de origem social. Destaca-se nessa invisibilidade a difusão da ideia de que a violência entre parceiros íntimos é um problema privado, que só pode ser resolvido pelos envolvidos. As normas e leis da sociedade, até recentemente, permitiam ou não puniam a violência de gênero, como nos casos de assassinatos de mulheres em que se alegava a defesa da honra. As escolas formadoras de profissionais da saúde não se preparam para o manejo de casos de violência, o que pode contribuir para sua não detecção. Mesmo que a violência contra as mulheres tenha como principais agressores os parceiros íntimos, o reconhecimento da violência psicológica, física e sexual cometida pelo companheiro em serviços de atenção primária à saúde ainda é muito pequena. Em estudo realizado na região metropolitana de São Paulo, em 19 serviços de saúde de atenção primária, a violência física e/ou sexual por parceiro íntimo na vida foi de 45,3%,

---

*Relatório Mundial sobre Violência e Saúde, elaborado pela Organização Mundial da Saúde (OMS) em 2002.
**Vamos considerar aqui violência de gênero como aquela que ocorre na direção homem-mulher, isto é, violência praticada por homens contra mulheres.

e por outros que não o parceiro foi de 25,7%. Observou-se registro de episódios de violência, entretanto, em apenas 3,8% dos prontuários.[5]

Em 2006 foi criado um importante dispositivo de proteção, a Lei Maria da Penha. Essa lei alterou o Código Penal Brasileiro e possibilitou que agressores de mulheres no âmbito doméstico ou familiar sejam presos em flagrante ou tenham sua prisão preventiva decretada. A legislação também aumenta o tempo máximo de detenção previsto de 1 para 3 anos e, ainda, prevê medidas que vão desde a saída do agressor do domicílio até a proibição de sua aproximação da mulher agredida e dos filhos.[8]

Embora o problema da violência seja complexo, assim como sua resolução, acredita-se que o primeiro passo para abordá-lo é tirá-lo da invisibilidade. Algumas medidas têm sido propostas para diminuir essa questão nos serviços de saúde. Reconhecendo a violência de gênero como problema de saúde pública, a OMS[17] propõe que haja capacitação de profissionais para reconhecê-la e abordá-la por meio do acolhimento; reconhecer a integridade das mulheres como sujeitos com direitos; informá-las sobre os recursos da sociedade, como delegacias de mulheres e casas-abrigo; e reconhecer as situações de risco de vida para proteger a paciente, trabalhando em articulação com os outros setores da sociedade.

SOBRE IDOSOS

Em razão dos avanços, principalmente na medicina, a expectativa de vida vem crescendo nessas últimas gerações, uma vez que, doenças, antes fatais, hoje são possíveis de prevenir, curar ou tratar. Em decorrência disso, a população idosa está crescendo consideravelmente e, junto a ela, políticas de atenção e assistência.

No Brasil, o número de pessoas idosas, em 1960, cresceu de 3 milhões para 7 milhões em 1975, e 14 milhões em 2002, estimando-se que, em 2020, atinja-se um total de 32 milhões de idosos no País. Em 2002, o índice de envelhecimento foi de 19,77%, mas diferenças regionais importantes são observadas, variando de 9,77% na região norte do país, a 22,88% na região sudeste. A região sul apresentou um índice de 22,60%, a nordeste de 17,73% e a Centro-oeste de 14,29%. Mudanças significativas na composição populacional começam a acarretar uma série de previsíveis consequências sociais, culturais e epidemiológicas, para as quais precisamos nos preparar para enfrentar.[12,13,23]

E é nesse cenário que nos deparamos com os tipos de violência que ocorrem com essa população específica. Minay o revelou, em 2003,[10] com seu estudo sobre mortalidade e morbidade em idosos brasileiros por "causas externas" no período de 1980 a 1998, que acidentes e violências são a sexta causa de morte de idosos com 60 anos de idade ou mais. A maioria das internações por causas externas se dá em decorrência de lesões e traumas provocados por quedas e atropelamentos. Ela conclui apontando que as violências contra idosos são muito mais abrangentes e disseminadas no país, evidenciando-se em abusos físicos, psicológicos, sexuais e financeiros, e em negligências que não chegam aos serviços de saúde: ficando 'naturalizadas', sobretudo, no cotidiano das relações familiares e nas formas de negligência social e das políticas públicas.

Existem muitas razões para que os idosos sofram violência, entre as mais frequentes, está a deteriorização e a fragilização das relações familiares. Outras causas estão associadas ao estresse do cuidador, ao isolamento social e, também, ao desequilíbrio de poder entre a vítima e o agressor. A atenção a uma pessoa enferma e dependente é um peso para qualquer pessoa. Quando os cuidadores têm um escasso apoio da comunidade, podem sofrer um estresse e apresentar comportamentos que os levem ao abuso e à violência.[21]

Em função disso, é preciso pensar na formulação de uma política de atenção ao idoso fragilizado e funcionalmente comprometido, que inclua a atenção ao cuidador informal, geralmente um familiar, por meio do estabelecimento de uma rede de suporte institucional. O cuidador informal poderia e deveria ser visto como um agente de saúde, recebendo orientações relacionadas com a prestação de cuidado adequado ao idoso e à preservação da sua própria saúde.[21]

Os profissionais também precisam ser treinados para identificar a violência contra os idosos. Porém, ainda existem algumas dificuldades como: falta de informação adequada para identificar corretamente os sinais, os indicadores e os procedimentos adequados para a intervenção; ausência de protocolos para a detecção, a avaliação e a intervenção nessas situações; não querer envolver-se com questões legais; entre outros.[21]

Finalizando, vale lembrar que existem, atualmente, no Brasil, várias normativas que versam especificamente sobre os direitos dos idosos, sendo o Estatuto do Idoso a lei que reúne maior variabilidade de situações asseguradas, representando assim um documento de positivação de direitos constitucionais que visa a assegurar inserção social, participação ativa e qualidade de vida na velhice.[14]

Os capítulos seguintes abordarão de forma mais detalhada as questões da violência contra as crianças e os adolescentes, portadores de deficiência, mulheres e idosos.

REFERÊNCIAS BIBLIOGRÁFICAS

1. Brasil. *Estatuto da Criança e do Adolescente*. Lei nº 8069, de 13 de julho de 1990.
2. Carmo CJ, Harada MCS. Violência física como prática educativa. *Rev Latino-Am Enfermagem* 2006;14(6):849-56.
3. Cavalcante FG *et al*. Diagnóstico situacional da violência contra crianças e adolescentes com deficiência em três instituições do Rio de Janeiro. *Cienc Saude Coletiva* 2009;14(1):45-56.
4. Deslandes SF. Atenção a crianças e adolescentes vítimas de violência doméstica: análise de um serviço. *Cad Saúde Publica* 1994;10(Supl 1):177-87.
5. D'Oliveira AFPL *et al*. Atenção integral à saúde de mulheres em situação de violência de gênero – Uma alternativa para a atenção primaria em saúde. *Cienc Saude Coletiva* 2009;14(4):1035-50.
6. Faleiros VP, Faleiros ES. *Escola que protege: enfrentando a violência contra crianças e adolescentes*. Ministério da Educação. Brasília, 2008.
7. Gomes R, Deslandes SF, Veiga MM *et al*. Por que as crianças são maltratadas? Explicações para a prática de maus-tratos infantis na literatura. *Cad Saúde Pública* 2002;18(3):707-14.
8. Lei No. 11340 de 7 de Agosto de 2006. Acesso em: 27 Maio 2010. Disponível em: www.planalto.gov.br/civil_03/_ato2004-2006/2006/lei/11340.htm
9. Marinheiro ALV *et al*. Prevalência de violência contra a mulher usuária do serviço de saúde. *Rev Saúde Pública* 2006;40(4):604-10.
10. Minayo MCS. Violência contra idoso: relevância para um velho problema. *Cad Saúde Pública* 2003;19(3):783-91.
11. Minayo MCS. A violência social sob a perspectiva da saúde pública. *Cad Saúde Pública* 1994;10:7-18.
12. Brasília, DF. Ministerio da Saúde. Secretaria de Assistência à Saúde. Redes Estaduais de Atenção à Saúde do Idoso: guia operacional e portarias relacionadas, 2002.
13. Brasília, DF. Ministério da Saúde. Notificações de maus-tratos contra crianças e adolescentes pelos profissionais de saúde, 2002.
14. Moimaz SAS *et al*. O idoso no Brasil. Aspectos legislativos de relevância para profissionais da saúde. *Rev Espaço Saúde* 2009;10(2):61-69.
15. Montoni R. *Caracterização da violência contra pessoas com deficiências no município de São Carlos*. Monografia (Graduação em Psicologia). Universidade Federal de São Carlos, 2004.
16. Oliveira MLM. Atenção à mulheres, crianças e adolescentes em situação de violência: redes de atenção – A experiência de Goiânia. In: Brasília, DF. Ministério da Saúde. *Violência faz mal à saúde*, 2004.
17. OMS. *Relatório mundial sobre violência e saúde*. Genebra, 2002.

18. Pfeiffer L. Portadores de deficiência e de necessidades especiais: duplamente vítimas de violências e discriminação. In: Brasília, DF. Ministério da Saúde. *Violência Faz Mal à Saúde,* 2004.
19. Pires ALD, Miyazaki MCOS. Maus-tratos contra crianças e adolescentes: revisão da literatura para profissionais de saúde. *Arq Ciência Saúde* 2005;12(1):42-49.
20. SBP/Claves/ENSP/FioCruz/Ministério da Justiça. *Guia de atuação frente a maus-tratos na infância e adolescência: orientação para pediatras e demais profissionais da saúde.* Rio de Janeiro, 2001.
21. Secretaria Municipal de Saúde de São Paulo. *Violência doméstica contra a pessoa idosa: orientações gerais.* Coordenação de Desenvolvimento de Programas e Políticas de Saúde - CODEPPS. São Paulo, 2007.
22. Souza ER, Jorge MHPN. Impacto da violência na infância e adolescência brasileiras: magnitude da morbimortalidade. In: Brasília, DF. Ministério da Saúde. *A violência faz mal à saúde,* 2004.
23. Souza JAV *et al.* Violência contra idosos: analise documental. *Rev Bras Enfermagem* 2007;60(3):268-72.
24. William LCA. Sobre deficiência e violência: reflexões para uma análise de revisão de área. *Rev Bras Educ Especial* 2003;9(2):141-54.

2 Reconhecendo Sinais e Sintomas da Violência contra Infância e Adolescência

Flávia de Oliveira Champion Barreto
Paula Camelo Soares Caldas
Renata Spena dos Santos

"Nenhum homem humilhado será um cidadão pleno."[16]

INTRODUÇÃO

Nossa proposta para este capítulo é expor a violência intrafamiliar como questão de saúde, com o intuito de colaborar na conduta terapêutica de Fonoaudiólogos e outros profissionais da saúde que trabalhem diretamente com crianças e adolescentes, ajudando a afinar o olhar para a identificação de sinais e sintomas de maus-tratos presentes em seus pacientes.

Os acidentes e as violências são produtos das condutas humanas ativas, reativas ou omissivas resultantes em lesão. Podem atingir diferentes graus e esferas próprias do sujeito, podendo ter o indivíduo como único agente ativo e passivo, como no caso dos suicídios; ou dois ou mais agentes agressores e agredidos, em episódios violentos, de forma isolada ou recorrente. Considerando que esse fenômeno abrange uma conceituação complexa, polissêmica e controversa, este capítulo assume como violência o evento representado por ações realizadas por indivíduos, grupos, classes, nações, que ocasionam danos físicos, emocionais, morais e/ou espirituais a si próprio ou a outros.[13] A violência praticada contra a criança e o adolescente não se restringe a determinados grupos sociais, ela permeia nossa sociedade, fazendo-se presente em todas as suas camadas e nos diversos grupos que a compõem.

A família representa um microcosmo dessa sociedade e a violência dentro dela se estabelece a partir das relações de poder desiguais tensionadas pelos membros. Assim, essas relações de poder são desconstruídas e reconstruídas com base em medo e violência, pulverizando a base familiar e, consequentemente, desestruturando as relações sociais subsequentes.

Segundo Day et al.,[10] violência intrafamiliar corresponde a:

> "toda ação ou omissão que prejudique o bem-estar, a integridade física, psicológica ou a liberdade e o direito ao pleno desenvolvimento de um membro da família. Pode ser cometida dentro e fora de casa, por qualquer integrante da família que esteja com relação de poder com a pessoa agredida. Inclui também as pessoas que estão exercendo a função de pai ou mãe, mesmo sem laços de sangue."

Como agentes desse tipo de violência estão incluídos o pai, a mãe, os irmãos, os tios, os avós, os padrastos, entre outros. Empregados, agregados e visitantes esporádicos estariam incluídos no termo doméstico. A violência intrafamiliar e doméstica é um terreno fastidioso e extremamente difícil de transpor. Identificar uma família padecida pela violência é ir de encontro à própria subjetividade do sujeito identificador, neste caso o profissional de saúde, tornando-o vulnerável às mazelas que não são da instância do seu cuidado e pelas quais não gostaria de se relacionar, pela concepção de que a família é a instituição primordial no cuidado de seus membros. Como discurso socialmente compartilhado, a violência é repudiada tanto nas instituições quanto nas relações. Para um profissional da saúde, esse repúdio é intensificado em seu ambiente de trabalho, nas relações inter e intrausuários. No entanto, essa ação não pode se tornar um instrumento de sabotagem ao olhar para o outro. Não se devem mistificar as ações violentas, assim como não se deve super ou subvalorizá-las. O profissional de saúde no exercício de sua função precisa despir-se de preconceitos socioculturais comuns, em que junto a esta tentativa de distanciamento dos valores aos quais está inserido possa praticar o olhar crítico e objetivo a fim de saber identificar um sinal de maltrato, por mais sutil que seja.

Optamos neste texto por destacar os agravos resultantes de violências contra crianças e adolescentes, sendo as primeiras, alvo de maior preocupação na identificação destes maus-tratos, pois, com relação ao seu desenvolvimento, quanto menor a idade, menor será a capacidade de comunicar oralmente o ocorrido, e sabemos que o início precoce do abuso potencializa os agravos. De acordo com Junqueira e Deslandes,[11] as violências e os acidentes constituem, em conjunto, a segunda causa de óbitos no quadro da mortalidade geral brasileira, sendo a faixa de 5 a 19 anos a primeira causa entre todas as mortes. Esses dados corroboram a preocupação em estudar esse grupo de alta suscetibilidade.

Existem dois meios pelos quais podemos identificar se a criança ou o adolescente sofreu algum tipo de agressão: pelo relato explícito, ou pela via de sinais subjetivos e/ou clínicos, que ainda se subdividem em dois tipos básicos de identificação: *a identificação notória e a identificação por recorrência*. A *identificação notória* consiste na suspeita imediata por marcas físicas de agressão com características de objetos domésticos capazes de ferir, marcas de mãos, armas brancas, de fogo e até pelo simples fato de a criança estar sob risco de morte por história acidental. Esses casos aparecem com mais frequência nos serviços de emergência. A *identificação por recorrência* é mais difícil de realizar, pois os sinais são, de maneira geral, sutis. Estes, muitas vezes, são observados apenas pela sua própria recorrência, como o nome já diz, ou na mudança do comportamento padrão da criança. É comum, nesses casos, que a identificação seja feita em serviços de saúde em que a criança frequenta e no ambiente escolar, onde o educador convive diariamente com aquela criança.

O fonoaudiólogo encontra o paciente de forma sistemática. Essa convivência fortalece o vínculo terapeuta-paciente, abrindo espaços para percepções de sintomas de violência sofrida, por vezes mascarada, consciente ou inconscientemente, pela própria criança e/ou responsável. Essa recorrência aumenta as possibilidades de os sinais aparecerem para o profissional, demandando deste a capacitação necessária na identificação e intervenção eficiente e segura.

CONTEXTO HISTÓRICO

Ao longo da história da humanidade, são relatados diversos comportamentos violentos empregando à criança o papel de vítima. Aos pais era conferido o direito de posse dos filhos e assim, como propriedade, seu destino e suas funções estavam subordinadas a seus donos. Segundo Ricas *et al.*,[17] na Grécia antiga nenhum comportamento do pai era considerado injusto, visto que como não existiam comportamentos deste caráter com relação às propriedades, também não seriam com os filhos.

A prole poderia trabalhar com e para os seus pais, ser abandonada para sobreviver por conta própria ou, em casos extremos, condenada à morte. Nas civilizações antigas, a prática de infanticídio era uma forma de isentar da sociedade os bebês que não nasciam sãos. Estes eram vistos como alguma forma de anormalidade do humano, maldições religiosas, ou ameaça ao equilíbrio de gêneros, sendo a morte também justificada àqueles bebês que portassem algum fardo ou mal que desestabilizasse o equilíbrio do grupo. Esses atos eram justificados a partir da ideia do fortalecimento da comunidade para o progresso social. Uma nação soberana era uma nação forte com indivíduos capazes de trabalhar e lutar por ela. O que era considerado defeito físico, fadava o recém-nato à morte e os pais, responsáveis reprodutores e possuidores daquele que não era bem-vindo, eram incumbidos de realizar ou providenciar tal desfecho.[1,5]

Talvez o mais conhecido exemplo da antiguidade seja o de Édipo na Mitologia Grega. Este nasce predestinado à morte após uma profecia que o destinaria ao assassinato do próprio pai, Laos, rei de Tebas, na disputa do amor da sua mãe. Édipo não se enquadrava na organização social vigente, sendo considerado a configuração do mal para seu povo.

A vida do recém-nato, até atingir determinada idade, não tinha o valor agregado comum ao da concepção atual. A morte foi por algum tempo instrumento convencionado para solucionar a presença não tolerada daquela criança, exemplificando a representação social pouco valorativa daquela vida. Assis[4] cita que nos momentos de escassez do povo hebreu, a alternativa de comer os filhos mais novos era uma possibilidade real, sendo mencionada na passagem bíblica II Reis 6: 26-29: "Dá cá o teu filho para que hoje o comamos, e amanhã comeremos o meu filho. Cozemos pois, o meu filho, e o comemos".

Ao longo dos séculos surgiram outras representações da criança na sociedade. Ariès[2] relata que o costume de entregar as crianças a outras famílias para que fossem educadas era comum ao ocidente medieval, pois já no século XII há escritos em testamento de um cavaleiro natural de Mâconnais confiando seus dois filhos menores ao mais velho de seus três irmãos. E que mais tarde numerosos contratos de aprendizagem que confiavam crianças a mestres provavam que esse hábito de entregá-las era comum às famílias. Ao atingir em média a idade de 7 anos, a criança e, mais comum, os meninos eram entregues a famílias estranhas com o pacto de o filho servir-lhes e, em troca, estes os ensinariam os serviços domésticos, o que se confundia com a aprendizagem como forma comum de educação. Nesse contexto, a criança afastava-se de sua família, devendo retornar tempos depois, já adulta, o que em geral não acontecia. Não era possível alimentar sentimentos profundos entre pais e filhos. A família não era uma realidade sentimental, era em sua força uma realidade moral e social.

O serviço doméstico era o meio pelo qual o mestre transmitia ao filho de outro homem os conhecimentos necessários à época e, ainda, um ofício. Como esse processo se dava por meio da participação da criança na vida do adulto, era difícil fazer a diferenciação criança-adulto, tanto no espaço físico quanto no moral. Não havia o reconhecimento da infância; a criança era extensão do adulto. As casas não possuíam cômodos delimitados, assim como não se configurava em um espaço de intimidade intra e interfamiliar. Os vizinhos e os próprios membros conviviam em seus sítios. Ao aplicarmos a visão atual sobre a infância, identificamos a suscetibilidade da criança a eventos aos quais não se encontra preparada; ela ficava exposta a situações de violência e precocemente iniciava o contato com a atividade sexual.

Com a transição do espaço da educação para a escola em detrimento da casa de famílias estranhas, os sentimentos e os valores para com as crianças passariam por uma lenta transformação. Os pais teriam acesso aos filhos e os laços familiares se constituíam mais fortes. A relação dos afetos transitaria em um novo espaço geográfico. A aproximação entre pais e filhos suscitaria um novo modelo de afeição.

Quanto aos recém-nascidos, era comum nos meios urbanos da França e da Inglaterra, do século XVII, serem entregues a amas-de-leite de aldeias vizinhas para serem alimentados e cuidados, sendo levados para suas casas, muitas vezes em condições precárias. Inúmeras crianças permaneciam sob os cuidados da mesma ama, e as que sobreviviam eram entregues aos pais, já mais crescidas.[6,9]

Por volta do século XVIII, com a produção capitalista, a criança é transformada em capital social, passando a ser reconhecida como ser social por sua força de trabalho. Em sua inserção no mercado de trabalho, passa a ficar exposta a riscos não desejados ao seu pleno desenvolvimento, os riscos ocupacionais. Ela começa a ser valorizada quando passa a produzir o valor reconhecido na época. A preocupação com sua saúde e sobrevivência era legítima. No entanto, essa condição tinha maior peso para crianças produtivas e já com determinada idade. Mesmo nesta transição de significado simbólico dentro da sociedade, não eram reconhecidos culturalmente como errados ou prejudiciais os atos violentos praticados contra a criança. A violência ainda era convencionada como parte da organização das estruturas sociais e de poder.[18]

De forma crescente, nas sociedades vão ocorrendo mudanças quanto ao significado e ao papel da criança dentro da família. Juntamente com a preocupação de preparação da prole para aumentar o acúmulo de capital e assumir os bens para expandi-los, há uma mudança na preocupação com a saúde da criança, mais especificamente em sua força e sua competência para o trabalho. Deste modo, surge na Europa uma nova corrente sobre a educação das crianças, que não passam mais a ser entregues a tutores responsáveis por ensinar-lhes as tarefas necessárias à formação do bom homem. Essa responsabilidade passa a ser de pequenas instituições que recebiam meninos para serem formados. A escolaridade, base da nossa civilização moderna, aos poucos se estabelece em definitivo.[2]

Esse momento precursor das escolas como conhecemos hoje define as relações entre as crianças e as famílias. A manutenção de um filho em instituição com fins educativos representava grande investimento econômico e social sobre o herdeiro. Desta maneira, a criança é novamente agregada àquela família, que assume responsabilidades sobre a mesma.

Com a criança de volta ao seio familiar e o aumento da ocupação da cidade pelas famílias, esta passa a se estruturar em núcleos pai-mãe-filhos. É o início da configuração da família burguesa do Estado Moderno, próxima do modelo familiar atual. Nesta nova organização, a mãe assume maior valor dentro da casa e na sociedade, ao ser responsável pela alimentação, saúde e educação dos filhos, aumentando a importância das crianças dentro das famílias e da sociedade.

Contudo, é somente na pós-modernidade que a criança torna-se sujeito completo de valores e direitos. O Estatuto da Criança e do Adolescente (ECA) no Brasil é um marco na evolução do reconhecimento da cidadania da criança.[19] Os atos violentos passam a ser reconhecidos como prejudiciais ao desenvolvimento integral da criança e punidos por lei. No entanto, esse conceito extensivo sobre a nocividade da violência não é pleno no seio familiar, sendo o seu uso aceito com fins educativos ou na tentativa de exercício do poder de quem pratica a agressão. Sob o ponto de vista do agredido, é comum a perpetuação do discurso corroborando a ação violenta como um instrumento utilizado em sua educação. Nesse aspecto, como a família é carregada de valores sociais e sobre estes insere seus valores de menor grupo social, ela detém a responsabilidade de fornecê-los primariamente às crianças e aos adolescentes. Porém, a grande questão é: o que é reconhecido como violência nos diversos grupos sociais?

Hoje há uma discussão bastante atual sobre o uso instrumental da medicina como poder coercitivo na esfera do cuidado sobre o próprio sujeito e sua subjetividade. Essa tendência, que parte dos saberes acadêmicos, preconiza que o cuidado à saúde é limitado aos cuidados médicos. Os conceitos sobre violência e seus agravos são exaustivamente estudados, desconsiderando os saberes ditos populares. Assim haveria um espaço de tensão entre os diferentes conhecimentos e a sua aplicabilidade com relação ao cuidado. Há consenso na ciência médica e aqui incluímos todas as ciências ditas da saúde, de que toda e qualquer violência gera agravos à saúde individual e coletiva. Porém, as "pequenas violências" não são vistas como nocivas para determinados grupos sociais. Até que ponto há uma imposição dos valores de determinados grupos sobre outros na esfera do cuidado?

No campo da saúde, a violência é real e ultrapassa a esfera familiar. O dado mais seguro para perceber o limite tênue entre a intromissão e a intervenção providencial a essa dinâmica é a própria saúde da criança. Se o que é convencionado hoje como violência acontece dentro de determinada família, acredita-se que há risco para a saúde da criança e do adolescente. Independente de seu tamanho é necessária uma intervenção pontual.

A fim de auxiliar na identificação e na posterior abordagem, exemplificando didaticamente as causas dos maus-tratos, serão expostos alguns tipos inseridos na classificação de violência e seus agravos correlatos, segundo a Política Nacional de Redução de Morbimortalidade por acidentes e violências do Ministério da Saúde.[7,8]

TIPOS DE VIOLÊNCIA

Violência física, abuso físico ou maus-tratos físicos

Uso de força física que pode produzir uma lesão, ferida, dor ou incapacidade. De acordo com os dados da ABRAPIA, referentes ao estado do Rio de Janeiro, este é o tipo mais frequente de violência atualmente.

Como resultado destes tipos de maus-tratos podemos observar invalidez temporária ou permanente, morte, lesões oculares e auditivas, hemorragias intracerebrais, diferentes graus de dano ao sistema nervoso central, mutilações e fraturas dos ossos e dos membros com diferentes estágios de gravidade, lesões cutaneomucosas (mordidas, equimoses, hematomas, escoriações e queimaduras de todos os graus – sendo desta a mais incidente a queimadura por cigarro), arrancamento de dentes e cabelos e outros tipos de lesões por armas brancas e de fogo.

Um quadro de violência física denominado *Síndrome Shaken Baby* ocorre, especificamente, em lactentes que sofrem violentas e bruscas sacudidas. Por consequência, podemos observar lesões oftalmológicas, cervicais e da coluna vertebral, atraso no desenvolvimento, convulsões, podendo em casos extremos, levá-los ao óbito.

Violência sexual, abuso sexual

Ato ou jogo sexual que ocorre com relação hetero ou homossexual que visa a estimular a vítima ou utilizá-la para obter excitação sexual ou práticas eróticas e sexuais impostas por meio de aliciamento, violência física ou ameaças. Segundo o Guia de Atuação frente a Maus-Tratos na Infância e na Adolescência da SBP, em 80% dos casos o abusador é um dos pais ou pessoa com algum laço afetivo com a família da vítima e conhecida da criança. As vítimas são, em geral, do sexo feminino e os abusadores, do sexo masculino.

Como tipos de agravos desta violência observamos a gravidez precoce, doenças sexualmente transmissíveis, óbitos fetais, morte materna, abortos clandestinos, abandono de lar, distúrbios do sono, comportamento sexualizado, quadros ansiosos e obsessivo-compulsivos, sentimentos de rejeição, vergonha, medo e resistência ao toque, chegando até a tentativas de suicídio.

Violência psicológica, abuso psicológico ou maus-tratos psicológicos

Agressões verbais ou gestuais com o objetivo de aterrorizar, rejeitar, humilhar a vítima, restringir a liberdade ou, ainda, isolá-la do convívio social.

O início do abuso está diretamente relacionado com o nível de dano psicológico gerando distúrbios de comportamento como: dispersão, fobias, terror noturno, comportamentos autodestrutivos, isolamento social e depressão. Também está relacionado com distúrbios do crescimento e do desenvolvimento neuropsicomotor intelectual e social.

Negligência

Recusa, omissão ou fracasso por parte do responsável no cuidado emocional ou físico da criança, deixando-a exposta a situações de perigo. Esse tipo de violência não é facilmente identificado, sobretudo por perpassar pelo juízo de valor dos atores sociais. É muito tênue o limite entre o bom e o mau cuidado, o sinal inquestionável é quando esse mau cuidado é frequente e sugere riscos e danos. Esse cuidado abrange o estado nutricional, os procedimentos relativos à boa saúde, a higiene pessoal, a vestimenta, a educação, a habitação e ao aporte emocional. A negligência influi negativamente no desenvolvimento da autoestima do sujeito, além de colocá-lo, em certos casos, em situações que ameacem sua integridade física e/ou psicológica, podendo chegar ao risco de morte.

Em contrapartida, podem ocorrer situações classificadas como a *Síndrome de Munchausen,* caracterizada pelo DSM-IV como uma doença psiquiátrica em que ocorre a produção consciente e compulsiva de sinais e sintomas físicos ou psicológicos, sem, no entanto, visar os ganhos que a doença lhe conferiria – como auxílio financeiro, ganho judicial ou uso de medicações – mas sim cuidados médicos ou de saúde, como o cuidado prolongado nas internações, intervenções utilizadas em terapia intensiva, fazendo uso de diversos tipos de drogas ou até procedimentos cirúrgicos. A Síndrome de Munchausen por Procuração ou *"by proxi"* configura-se quando uma pessoa da família, normalmente a mãe, é o agente provocador dos sinais e sintomas, caracterizando-se, desta maneira, o abuso infantil.[3,12] De acordo com o *site* Munchausen Brasil, esta classificação ramifica-se sob as formas de *asfixia*; ou *toxicológica*, em que a criança é exposta, repetidamente, ao uso de medicamentos ou substâncias.

Em decorrência disso, a criança é levada a realizar diversos exames complementares, em razão do amplo quadro clínico, além de inúmeras consultas e internações.

A criança ou o adolescente que presencia algum tipo de violência intrafamiliar tende a introverter a violência como padrão de normalidade e se torna reprodutor potencial tanto na atividade, como agente perpetrador, reproduzindo os atos; quanto na passividade, ao ser conivente, não denunciando a sua ocorrência, uma vez que não o reconhece como incompatíveis com sua cultura. E para a criança que está na fase inicial do desenvolvimento, esse conceito natural de violência torna-se ainda mais arraigado e difícil de ser mudado.

Existem alguns fatores de risco para que a violência ocorra no âmbito familiar. Fatores que estão relacionados com a estrutura familiar em si, tendo os pais e/ou responsáveis como os principais perpetradores. Parto prematuro, gravidez indesejada, deficiências físicas ou mentais, comportamento difícil da criança, depressão, famílias com problemas socioeconômicos e desestruturadas, distúrbios psiquiátricos e alcoolismo dos pais são exemplos. O uso de substâncias tóxicas como álcool e outras drogas são fatores potencializadores para a agressão. Na ocorrência de alguma síndrome ou malformação congênita, as crianças portadoras de alguma deficiência que afete sua comunicação apresentam dificuldade em sinalizar os eventos violentos que, em geral, são repetidos. Os anseios com relação ao filho ideal que não são correspondidos e as formas de comportamento atípicas das crianças com deficiências podem gerar situações favoráveis ao extravasamento dos limites.

SINAIS E SINTOMAS

Como dito, sinais e sintomas físicos, por serem visíveis, são mais fáceis de identificar e podem ocorrer por todo o corpo: couro cabeludo, crânio, face, pescoço, tronco, braços, mãos, região genital e nádegas, coxas, pernas e pés. Porém, há padrões de comportamentos que sugerem que a criança possa ter sofrido algum tipo de violência, e embora não tenham deixado marcas físicas, podem ser identificados mediante o reconhecimento dos sinais e dos sintomas. Abaixo listamos os sinais mais comuns.

Sinais físicos

Queimadura por cigarro

Lesão cutânea de formato circular, com o diâmetro semelhante ao dos cigarros industrializados. Esse tipo de lesão é mais comum nas palmas das mãos, nádegas, costas, braços e plantas dos pés. Em geral não aparece de forma isolada; perto da lesão recente é importante observar se há outras marcas parecidas e se há outras queimaduras em diferentes partes do corpo. Lesões com diferentes estágios indicam agressões frequentes.

Queimadura em luva

Queimadura grave que acomete mãos e punhos. É resultante de imersão do membro em líquido com temperatura muito elevada, como água fervente e óleo para fritura. Pode ocorrer nas duas mãos, simultaneamente, sendo mais comum em apenas uma mão. O nome refere-se à aparência que a mão adquire logo após a queimadura e durante a sua cicatrização, como se o membro afetado estivesse sob uma luva de tecido humano queimado.

Queimadura em meia

É a versão da queimadura em luva, sendo esta localizada nos pés e nas pernas, geralmente não chegando a alcançar as coxas. Pode acometer os dois membros inferiores simultaneamente, e o mais comum é apenas a lesão em um deles. Também é resultante de imersão em líquido extremamente quente. O pé da criança fica com um aspecto rugoso, como se estivesse sob outro tecido.

Outras queimaduras por imersão

Outras partes do corpo podem sofrer queimaduras por imersão, como nádegas, se a criança for obrigada a sentar-se em recipiente contendo líquido quente; ou couro cabeludo, se a imersão for da parte posterior da cabeça.

Queimadura por utensílios aquecidos

Utensílios que retêm grande quantidade de calor também causam queimaduras graves. Lâmpadas, talheres aquecidos e ferramentas resultam em lesões cutaneomucosas de diferentes formato e gravidade. Queimadura por ferro, em geral, são de terceiro grau e podem ter diferentes aspectos, sendo o mais característico o de formato triangular, obedecendo ao contorno geométrico do utensílio. A lesão ocorre com frequência em região abdominal e dorsal. Colheres extremamente aquecidas, por exemplo, queimam a mucosa da cavidade intraoral de forma grave, assim como três ou quatro pontinhos simétricos de lesão por queimadura sugerem que o instrumento utilizado para ferir foi um garfo.

Hematomas e equimoses

A identificação do instrumento para a agressão é mais fácil quando a marca corpórea está apenas em estágio avermelhado. As lesões podem evoluir para hematomas e equimoses ou desaparecer após determinado período de vermelhidão. Os objetos domésticos imprimem marcas características na pele quando utilizados com finalidade de agressão. As fivelas dos cintos deixam marcas quadradas e circulares; os próprios cintos dobrados deixam marcas em formato de circular alongado; panelas também marcam de maneira circular, as marcas mais compridas e finas, em geral, são de chicotes e fios; escovas de cabelo podem deixar marcas das cerdas; e o uso das mãos é de fácil identificação, uma vez que deixam os dedos marcados. Todo o corpo está sujeito a golpes de alto impacto, mas no rosto, por exemplo, é comum identificar marcas vermelhas decorrentes de tapas ou chutes. Hematomas ao redor dos punhos sugerem que a criança foi amarrada, assim como marcas na lateral da boca seguindo pelas bochechas sugerem que a mesma pode ter sido amordaçada. Marcas de dentes sugestivas de mordida também aparecem no formato circular, podendo estar presente apenas a imagem de uma das arcadas. As mordidas aparecem com frequência nas nádegas, coxas, barriga e bochechas.

Ausência de elementos dentários

A ausência de dentes decíduos precocemente ou ausência de dentes permanentes são sinais de que a criança sofreu trauma de impacto violento na região da face.

Ausência de pelos

A criança que sofre constante atrito na região da cabeça pode apresentar ausência ou diminuição de pelos no couro cabeludo. Se a região for específica e a ausência for grande, é sugestivo de arrancamento por agressão (puxão de cabelo). Em região pubiana, pode ser um indicativo de manipulação sexual ou atividade sexual decorrente de violência.

Perfurações e mutilações

Podem ser ocasionadas por armas brancas e de fogo e por golpes físicos. As armas brancas são os objetos que, geralmente, têm determinada função doméstica e são utilizados sob outras formas com o objetivo de ferir. Podem ser facas, barras de ferro, madeiras, entre outros. As perfurações e mutilações atingem diferentes níveis de gravidade e podem levar à morte mais rapidamente. Violências por armas de fogo são as que apresentam maiores números de casos graves que evoluíram para óbito. Os sinais que merecem atenção para o seu reconhecimento são justamente aqueles de difícil reconhecimento ou que podem ser escondidos. Uma lesão por arma de fogo não pode ser escondida, assim como a decapitação de membros. Esses agravos são identificados e, se a vítima for levada a um serviço de saúde, devem ser notificados. Pequenas mutilações e perfurações são importantes sinais de maus-tratos. Uma perfuração timpânica por objeto pontiagudo precisa ser profundamente averiguada para saber a ocorrência da lesão, assim como um descolamento de retina pode ser proveniente de um tapa forte em região de face. Outras partes merecem atenção quando apresentam lesões como unha e pavilhão auricular, ambos podem apresentar mutilações. As fraturas de ossos ou parte deles, quando acontece de maneira recorrente em determinada região, é outro sinal que devemos prestar atenção, pois pode sugerir episódio de maus-tratos. A criança deficiente merece redobrada atenção, como já descrito anteriormente. No caso de uma criança com alguma dificuldade motora apresentar fraturas recorrentes é caracterizado um sinal de maus-tratos, principalmente se a história relatada do episódio acidental não conferir com a habilidade motora de locomoção para a provocação do acidente.

Lesões em região geniturinária

É preciso observar se há presença de dor, sangramento, infecções, corrimento, cicatrizes, irritações, erosões, assaduras, fissuras anais, hemorroidas, pregas anais rotas ou afrouxamento do esfíncter anal, diminuição do tecido ou ausência himenal, enurese, encoprese, infecções urinárias de repetição sem etiologia definida. Lesões em área genital e períneo são sugestivas de violência sexual.

Lesões centrais

Quando há lesão ou dano ao sistema nervoso central. Quando o processo de maturação cerebral ainda não está concluído, os danos são irreversíveis, podendo ser causa de encefalopatia crônica não progressiva tardia. Os agravos são inúmeros, dentre eles podemos citar perda ou redução da capacidade motora e cognitiva, déficits visuais, auditivos e linguísticos. A *Síndrome Shaken Baby* tem potencial capacidade de causar lesões centrais.

Sinais psicocomportamentais

Para a criança que segue o desenvolvimento normal, qualquer alteração de padrão sem origem orgânica ou cognitiva pode ser um indicativo de que a criança está sofrendo algum dano, que pode ter como origem os tipos de violência já abordados. Tanto a violência física quanto a sexual, a psicológica e a negligência podem acarretar um atraso no desenvolvimento neuropsicomotor da criança, podendo a mesma mostrar esse agravo desenvolvendo outras dificuldades como o desvio fonológico ou a gagueira.

Mesmo a criança que já apresenta alguma patologia, tanto fonoaudiológica como de outra ordem, pode desenvolver alterações no padrão comportamental normal. Ou seja, não somente a criança com desenvolvimento adequado pode apresentar atraso ou distúrbio, como aquela que já apresenta algum tipo de alteração pode potencializar ou desencadear outro agravo. Há casos em que a criança muda o comportamento, e de extremamente colaborativo dentro das atividades propostas em terapia, passa a não ser mais e a reagir de maneira agressiva. Da mesma maneira, uma criança inicialmente desconfiada ou tímida pode passar a não se incomodar mais com a presença de outros adultos ou estar mais suscetível às abordagens dos mesmos, sejam estes adultos conhecidos ou não. Essas mudanças de comportamento indicam que a criança, de certa forma, está passando por um momento de transição ou confusão de personalidade e autoimagem. Avaliando a frequência e as situações em que a criança coloca essas alterações, pode-se observar a fim de captar detalhes subjetivos de seu comportamento, levando a suspeitas sobre o cuidado conferido a esta criança por parte dos responsáveis. Outro aspecto que merece atenção é se a criança manifesta medo relatado por meio de sintomas físicos como dores, suores e tremores ao ir a determinado lugar ou ao falar de pessoa específica. Estes sintomas podem sugerir que a criança esteja sofrendo algum tipo de violência.

O desempenho escolar é uma importante ferramenta para acompanhar o desenvolvimento saudável da criança. Quando ela apresenta repentino ou progressivo desinteresse, dificuldade, agressividade, ou até um comportamento regressivo durante o processo de escolarização, é um sinal de que algo, não apenas de ordem orgânica, possa estar afetando seu rendimento.

O espaço da terapia é um local onde a criança se sente segura, pois o vínculo com o terapeuta estabelece essa relação de confiança, possibilitando o relato do episódio de maus-tratos pela criança, caso tenha habilidade oral para tal, merecendo apoio e atenção. Dificilmente há invenção de histórias com enredos elaborados e concretos envolvendo os episódios de violência. Mas, de forma geral, a criança tende a demonstrar de outras maneiras, por meio de desenhos e brincadeiras, por exemplo. A atividade lúdica é rica na troca comunicativa e esse espaço dialógico deve ser o momento em que o terapeuta deixa a criança à vontade para que possa exprimir o porquê da inquietação comportamental. Se durante a simulação de uma cena doméstica, como o fazer a comida, a criança brinca ou fala de maneira agressiva, pode estar reproduzindo situações por ela vivenciadas. Ou, ainda, durante uma atividade grafomotora a criança rabisca ou desenha de maneira agressiva, também pode configurar um sinal de que ela sofra episódios de violência.

A elaboração quanto à própria sexualidade se constrói de forma distorcida quando a criança é vítima de violência, principalmente sexual. Os sinais que a própria pode dar com relação aos abusos, dentre outras, são a manifestação de comportamentos aversivos a qualquer atividade de conotação sexual, mesmo compatível com sua idade ou interesse precoce em brincadeiras sexuais.

Quanto maior a dificuldade de comunicação da criança, maior será a dificuldade em exprimir que há algo de errado com ela. Assim, é importante estar atento a choros estereotipados, gritos seguidos de expressões de medo, felicidade extrema ao se distanciar do responsável ou resistência para ir ao seu colo. Caso a criança apresente alterações cognitivas correlatas é importante observar se esse comportamento exacerbado é usual ou específico, se ocorre com todos que a cercam ou apenas é dirigido à determinada pessoa.

Sinais tardios

Os diferentes tipos de violência citados, além de causar danos imediatos, também causam alterações a longo prazo, que podem corresponder às formas agravadas destes ou desenvolver a manifestação após um período determinado de tempo. Em qualquer etapa da vida, o sujeito, vítima de violência na infância, pode apresentar agravos em decorrência da mesma. Por exemplo, podemos citar o aparecimento de comportamentos sexuais desviantes, transtornos psiquiátricos, dissociação afetiva, pensamentos suicidas recorrentes, depressão, abuso de álcool e outras drogas, disfunções menstruais, imagem corporal pobre, comportamento autodestrutivo e baixa autoestima, e como já dito, reprodução do modelo de violência vivenciado na infância.

Os sinais tardios aparecem de forma isolada ou abruptamente. A pessoa apresenta os sinais ainda na infância, mas estes podem não ter sido detectados corretamente. Assim, já na fase adulta, algum evento pode acarretar desequilíbrio biopsiquicossocial sendo manifestado pelos sintomas descritos. A violência sofrida na infância é uma marca que o indivíduo carrega por toda a vida e pode ser comparada a uma doença crônica em que o cuidado precisa ser permanente e constante. É preciso proteger a criança de novas agressões e reabilitá-la para a vida, tanto na cura da afecção orgânica quanto no aporte psicossocial para a recuperação de sua saúde.

CASOS CLÍNICOS

Os casos relatados ocorreram em oficinas de estimulação de linguagem, realizadas durante o período de 2 anos em uma comunidade com perfil socioeconômico baixo e alto índice de violência no município do Rio de Janeiro. Esse contexto evidenciou que os padrões sociais e culturais de conduta, funções valorativas estereotipadas e fatores socioeconômicos como renda e escolaridade desempenham um papel importante no desenvolvimento da linguagem, e podem ser fatores que aumentam a suscetibilidade da criança à violência. Neste espaço optamos por relatar alguns casos de maus-tratos ocorridos nesse período, que apresentam correlação direta com a clínica fonoaudiológica.

◀ Caso 1

C., 8 anos, sexo feminino, apresentava suspeita de déficit de atenção e dificuldade de leitura e escrita. Sua família era constituída por pais casados há 10 anos e dois irmãos, um mais velho e o outro mais novo. Sua condição socioeconômica era baixa. Frequentava a escola em horário integral e 2 vezes por semana participava de oficinas de estimulação da linguagem. Durante essas oficinas, relatava constantes dores de cabeça. Essa questão levantou suspeita da fonoaudióloga que trabalhava com C., passando a observar se a menina apresentava sinais de agressão, não constatados. Quando C. era questionada sobre a possível causa das dores de cabeça, dizia não saber. C. mantinha hábitos de higiene adequados e sua aparência era limpa e arrumada, não apresentando lesões cutaneomucosas ou cáries. Não levava o material escolar que lhe era pedido, apesar de possuí-los. A professora a descrevia como desatenta, pois gostava de ficar olhando a janela durante as atividades em sala de aula e não terminava as tarefas que começava. No período da tarde demonstrava um pouco mais de interesse e o seu desempenho melhorava, mas ainda ficava aquém do esperado para a idade/escolaridade. Durante uma atividade em que as crianças deveriam relatar oralmente como tinha sido o dia anterior, neste caso um domingo, C. contou ao grupo que brincara bastante na rua e tinha ficado muito cansada, mas mesmo assim demorara a dormir. Quando questionada sobre o porquê da demora, contou que era difícil dormir com fome. E, incentivada a falar, completou dizendo que gostava de estar na escola, pois sempre tinha o que comer, diferente de sua casa onde a mãe dificilmente fazia comida para ela e os irmãos. Sua mãe não trabalhava fora de casa, mas nunca estava presente e quando estava reclamava de cansaço e dormia muito. C. relatou, ainda, que pouco estava com seu pai, apesar de morarem juntos. Quando indagada se as dores de cabeça poderiam ser por fome, respondeu que poderia sim, visto que depois que almoçava na escola se sentia melhor. O caso foi encaminhado para a equipe de Serviço

Social encarregada de acompanhar o grupo escolar para averiguar a ocorrência de negligência.

◀ Caso 2

A., 9 anos, sexo feminino, apresentava Desvio Fonológico e Transtorno de Leitura e Escrita. Residia com a mãe e o irmão mais novo há dois anos, depois que a mesma conseguiu liberdade condicional. O irmão também apresentava Transtorno de Leitura e Escrita. O pai buscava as crianças com relativa frequência para visitar a avó paterna. Sua aparência era sugestiva de pouca higiene tanto nas roupas quanto no corpo. Dizia não possuir o material escolar apesar do mesmo ser fornecido pela instituição de ensino. Frequentava a escola em horário integral e 2 vezes na semana participava de oficinas de estimulação da linguagem. Em todas as oficinas, A. destacava-se pela função comunicativa, mas sempre demonstrava resistência à realização das tarefas e ao alcance dos objetivos propostos. Seu humor variava da euforia à completa introspecção passando pela agressividade verbal e física aos colegas. Gostava de provocar raiva e reação de repúdio dos colegas e preferia passar o tempo do recreio com grupos de séries avançadas, participando de brincadeiras violentas, das quais sempre saía machucada. Em seus membros inferiores era constante a presença de cicatrizes de diversos tamanhos e características. Durante uma oficina, A. não participou como de costume e sentou-se isolada na sala. Não conversou com os colegas e quando foi convidada a participar das atividades apenas balançou a cabeça negativamente. A fonoaudióloga estranhou seu comportamento e, ao final da oficina, questionou o porquê daquela atitude. Após apenas balançar a cabeça, mantendo resistência comunicativa, A. contou em tom baixo e com difícil articulação que a mãe havia queimado sua língua com uma colher que a própria havia esquentado no fogão e inserido em cavidade oral propositalmente, pois a ela dizia que A. falava demais e iria resolver esse "problema". Aos poucos relatou que já havia sido queimada por cigarro, ferida por garfo e cinto. Seu desejo era morar com o pai e a avó e pensa em fugir de casa. O caso foi direcionado à equipe de Serviço Social sob suspeita de abuso físico, que após investigação, foi confirmado e encaminhado às devidas instâncias responsáveis.

◀ **Caso 3**

J., 9 anos, sexo masculino, apresentava Transtorno de Leitura e Escrita. Residia com os pais e a irmã mais nova. Ambos trabalhavam, o pai como catador de material para reciclagem, e a mãe como empregada doméstica. Possuíam condição socioeconômica baixa. Frequentava a escola em horário integral e, 2 vezes na semana, participava de oficinas de estimulação da linguagem. Sua frequência tanto nas oficinas quanto nas aulas era muito baixa, assim como seu desempenho. Apresentava boa higiene, porém, suas roupas eram pequenas demais para seu tamanho. Quando os pais eram chamados à escola para serem comunicados sobre as constantes ausências do filho e questionados sobre o motivo, diziam que a questão seria resolvida, pois J. era muito preguiçoso e não gostava de ir às aulas. Depois das reuniões, J. melhorava a frequência na escola e o desempenho nas atividades. No entanto, após certo período voltava a apresentar inúmeras ausências, chegando, algumas vezes, a não frequentar a escola durante uma semana. J. era muito querido entre os colegas e falavam que se não fosse sua irmã ele seria melhor. Achando curioso esse diálogo entre as crianças, a fonoaudióloga, em atividade informal, propôs que falassem sobre seus irmãos e como eram diferentes dos irmãos dos colegas. Ao falarem da irmã de J., diziam que ela era "muito chata, pois era muito pequena e atrapalhava J. ir à escola, que deveria cuidar dela quando seus pais estivessem fora de casa, sendo ele o responsável por alimentá-la". Depois desse relato, foi levantada a hipótese de negligência pela equipe de Serviço Social, que depois de averiguada foi confirmada, sendo tomadas as medidas necessárias.

A PRÁTICA CLÍNICA

A terapia fonoaudiológica privilegia a boa relação terapeuta-paciente para que haja naturalidade nas relações subjetivas, nas interações, nos discursos e ao próprio toque para que a preocupação constante com o indivíduo torne-se alerta ao menor sinal de maus-tratos, direcionando a uma investigação mais profunda.

Crianças com dificuldade de comunicação e portadoras de outras deficiências tendem a ser mais suscetíveis a sofrer violência pela própria dificuldade de expor os episódios. A família que lida com a criança deficiente é potencialmente vulnerável ao desequilíbrio psiquicossocial, pois está sujeita à frustração diária da convivência com o filho ou o parente não idealizado. É preciso apoio aos familiares para a ressignificação do papel da criança dentro da família, partindo da desconstrução dos valores sedimentados para a reconstrução de novos conceitos agregados da função social do sujeito portador de deficiência e da família. Em decorrência da dificuldade no rearranjo estrutural, essas famílias são consideradas de alto risco para produção de violência doméstica.

Outro aspecto que torna as crianças portadoras de deficiências, conceito estendido para adolescentes, adultos e idosos vulneráveis à violência, é o fato de a dependência física gerar constante manuseio corporal para as atividades de vida diárias. O grau de incapacidade tanto física quanto cognitiva é diretamente proporcional ao grau de dependência do indivíduo. Esse manuseio é difícil e a pessoa responsável pode ser ou estar despreparada tanto no aspecto técnico quanto no emocional. Assim, o cuidador torna-se um agente violento potencial e o indivíduo portador de deficiência, vítima potencial.

Outra questão de extrema relevância é o fator econômico da família. É dispendioso o cuidado necessário à criança e ao adolescente portador de deficiência. O rendimento médio da família tende a decrescer quando há uma criança que precisa de cuidados extras: inúmeras e frequentes consultas com diversos profissionais, em alguns casos alimentação diferenciada, transporte e escola, suporte medicamentoso, adaptação da casa e utensílios domésticos. Essa alteração no padrão financeiro da família gera tensões internas, aumentando o risco de episódios violentos e, por conseguinte, aumentando a suscetibilidade ao abuso.

Tanto em patologias mais incapacitantes, como a Disfunção Neuromotora Não Progressiva, como em patologias de menor competência, como desvios fonológicos, disfonias ou atraso de linguagem, as crianças também estão sujeitas aos fatores de risco, pois também há necessidade de empenho para o tratamento da mesma, o que acaba acarretando custos financeiros, emocionais e sociais; além de desconstruir a imagem do filho idealizado.

Na prática clínica com crianças e adolescentes, nas diferentes abordagens das diversas patologias, é importante perceber a dinâmica familiar e estar atento às famílias que demonstrem sinais de desestruturação envolvendo a criança e o adolescente. Na clínica fonoaudiológica há espaço para essa percepção pelo estreitamento do vínculo.

Segundo Noguchi & Assis, *in* Noguchi *et al.*,[14,15] a relação entre o fonoaudiólogo, o paciente e sua família se amplia, fazendo com que a clínica fonoaudiológica seja um espaço propício para a identificação e o manejo dos casos de violência.

O problema da violência não se reduz às lesões físicas, alcança nível incomensurável na estruturação de valores da criança e do adolescente. Os processos violentos podem marcar e reduzir tanto a qualidade quanto a capacidade de vida. Os exemplos citados nos mostram que as crianças apresentam alguma alteração no seu desenvolvimento típico nos aspectos biológico, social e psicológico, e dificilmente se estabelece conexão temporal consensual de causa-efeito efeito-causa entre patologia e violência. Apenas há constância na relação direta entre elas, sendo indissociável na prática clínica os agravos fonoaudiológicos daqueles recorrentes de violências.

CONSIDERAÇÕES FINAIS

O fonoaudiólogo, assim como os outros profissionais da saúde, precisam estar atentos aos mais sutis sinais e sintomas de agravos sofridos, incluindo tipos e classificações, de que a criança acompanhada por ele pode ser vítima de maus-tratos. É papel do profissional de saúde reconhecer os fatores de risco para a violência e identificar a família e criança/adolescente que compõem esse quadro. Saber as dimensões e as estruturas dos agravos facilita na intervenção e no cuidado à saúde.

Após munir-se de informação sobre a dinâmica da violência, é indicado ao profissional a sensibilização sobre os aspectos citados, havendo distanciamento valorativo entre os conceitos culturais deste sobre violência, e a saúde da criança e do adolescente que dele precisa diretamente. O ato de intervir na família envolvida com a violência é uma função de qualquer cidadão e há respaldo legal para o indivíduo que assuma essa função.

No caso do profissional de saúde o peso é maior, porque há uma questão ética envolvida. A notificação no campo da saúde é uma ferramenta importante para a prevenção de novos casos, na interrupção dos eventos violentos e no planejamento de políticas públicas específicas, sendo esta a melhor ferramenta para ser utilizada contra a violência em instância individual.

O Estatuto da Criança e do Adolescente (ECA) foi responsável por desmitificar a família enquanto microscosmos social, em que toda a sociedade é responsável por zelar pelo cuidado das crianças e dos adolescentes. Deste modo é incoerente existir a subnotificação de casos, o que ainda vemos hoje. Esse ponto denota que o despreparo ou os juízos de valor individuais dos diversos profissionais de saúde se sobrepõem à decisão da denúncia ao órgão competente como instrumento de mudança de paradigmas acerca do comportamento violento.

Identificar a violência intrafamiliar como problema social e de saúde pública é o primeiro passo para fundamentar discussões e soluções para o enfretamento desta questão. Sugerimos que os fonoaudiólogos estejam atentos ao reconhecimento e à percepção dos tipos de violência citados a fim de proporcionar um atendimento integral da criança, pensando em seu completo bem-estar biopsicossocial visando um melhor prognóstico terapêutico. O fonoaudiólogo precisa apropriar-se mais profundamente do conceito de violência para entender que os agravos manifestados podem ser produto do meio em que a criança ou o adolescente está inserido.

É fundamental proporcionar um ambiente saudável, livre de violência, para que a criança goze do direito pleno de ser criança, não apenas sob o ponto de vista orgânico, mas principalmente enquanto indivíduo capaz de aprender, ensinar, inferir, intervir, abstrair e evoluir. É indispensável promovermos a ruptura com qualquer representação reducionista sobre a criança enquanto sujeito desprovido de valores, para assim diminuir a sua suscetibilidade às atitudes incoerentes de outros. É recebendo respeito, reconhecimento, compreensão e incentivo sobre seu potencial pessoal e suporte para o enfrentamento de suas limitações pessoais e conjunturas sociais desafiadoras que a criança elabora sua identidade, moldando, a partir desta, seu papel na sociedade, participando da construção da história e da cultura de seu tempo.

REFERÊNCIAS BIBLIOGRÁFICAS

1. Andrade AN. A criança na sociedade contemporânea: do 'ainda não' ao cidadão em exercício. *Psicologia: Reflexão e Crítica* 1998;11(1):161-74, Porto Alegre.
2. Ariès P. *História social da criança e da família*. Rio de Janeiro: Zahar, 1981.

3. Arteaga-Rodríguez C, Hernández-Fustes OJ, Silva L et al. Síndrome de Munchausen e pseudoparaplegia: relato de caso. *Arq Neuropsiquiatr* 1999;57(3B):881-85, São Paulo.
4. Assis SG. Crianças e adolescentes violentados: passado, presente e perspectivas para o futuro. *Cadernos de Saúde Pública* 1994;10(Suppl 1):126-34, Rio de Janeiro.
5. Azambuja MRF. Violência sexual intrafamiliar: é possível proteger a criança? *Rev Virtual Textos & Contextos*, 2006 Nov.;5.
6. Badinter E. *Um amor conquistado: o mito do amor materno*. Rio de Janeiro: Nova Fronteira, 1985.
7. Brasil. Brasília: Ministério da Saúde. Portaria MS/GM no 737, de 16 de maio de 2001, publicada no DOU nº 96, seção 1E, de 18 de maio de 2001. (Serie E. Legislação de Saúde, n° 8). *Política nacional de redução da morbimortalidade por acidentes e violências.*
8. Brasil. Brasília: Ministério da Saúde. Secretaria de Políticas de Saúde. *Violência intrafamiliar: orientações para práticas em serviço*, 2001.
9. Costa JF. *Ordem médica e norma familiar*. Rio de Janeiro: Graal, 1983.
10. Day VP et al. Violência doméstica e suas diferentes manifestações. *Rev Psiquiatria do Rio Grande do Sul* 2003;25(1).
11. Junqueira MFPS, Deslandes SF. Resiliência e maus-tratos à criança. *Cadernos de Saúde Pública* 2003;19(1), Rio de Janeiro.
12. Menezes APT, Holanda EM, Silveira VAL et al. Síndrome de Munchausen: relato de caso e revisão da literatura. *Rev Bras Psiquiatr* 2002;24(2), São Paulo.
13. Minayo MCS, Souza ER. É possível prevenir a violência? Reflexões a partir do campo da saúde pública. *Ciência e Saúde Coletiva* 1999;4(1), Rio de Janeiro.
14. Noguchi MS; Assis SG; Malaquias JV. Ocorrência de maus-tratos em crianças: formação e possibilidade de ação dos fonoaudiólogos. *Pró-Fono Revista de Atualização Científica*, 2006;18(1), São Paulo.
15. Noguchi MS, Assis SG, Santos NC. Entre quatro paredes: atendimento fonoaudiológico a crianças e adolescentes vítimas de violência. *Ciência e Saúde Coletiva* 2004;9(4), Rio de Janeiro.
16. Redin E. Educação básica infantil: aproximações e pistas. In: Streeck D. (Ed.). *Educação básica e o básico da educação*. Porto Alegre: Sulina; Unisinos, 1996. p. 98.
17. Ricas J et al. A violência na infância como uma questão cultural. *Rev Texto e Contexto – Enfermagem* 2006;15(1), Florianópolis.
18. Rizzini I. Pequenos trabalhadores do Brasil. In: Del Priore M. (Ed.). *História das crianças no Brasil*. São Paulo: Contexto, 2000.
19. Santos RB. Uma década de mobilização. In: Brasília: Secretaria Especial dos Direitos Humanos. *Guia escolar: métodos para identificação de sinais de abuso e a exploração sexual em crianças e adolescentes*, 2003.

3 Violência e seus Agravos no Campo Fonoaudiológico – Relação Violência e Linguagem na Criança

Simone Aparecida Lopes-Herrera
Ulisses Herrera Chaves
Elen Caroline Franco

INTRODUÇÃO

A violência praticada em nossa sociedade, principalmente a que tem acontecido no ambiente doméstico, está se tornando uma preocupação geral em todas as áreas de conhecimento, o que evidencia este tema como um problema social grave que desperta ou deveria despertar o interesse crescente dos profissionais da área da saúde. Grifo aqui o termo "deveria despertar" porque, como o tema é de difícil abordagem, muitas vezes o profissional se cala ou torna-se cego a alguns indícios relevantes da violência quando realiza seus atendimentos.

Como fonoaudióloga, sempre me questiono como os locais de atendimento público, com grande fluxo de pacientes, sejam eles crianças, adolescentes ou idosos, realizam nenhuma ou poucas denúncias aos órgãos competentes sobre violência doméstica. Indago-me, ainda, se seria desconhecimento do papel social que o fonoaudiólogo tem e da obrigação que temos em proceder às denúncias havendo qualquer indício de violência ou se seria passividade.

Você, leitor, pode julgar que este início de capítulo está por demais contundente, mas é exatamente esta a intenção. Faça um retrospecto de sua carreira toda, de todos os locais em que atuou, de todos os pacientes que atendeu e se questione se alguma pista lhe passou despercebida?! Provavelmente sim, mas a partir de agora você pode repensar seu papel e começar a "arregaçar as mangas" naquilo que é um dever seu como profissional e como cidadão – a proteção da criança, do adolescente e do idoso que sofre violência ou está em situação de vulnerabilidade.

Contarei agora, em breves linhas, como nasceu meu interesse pelo tema. Sou fonoaudióloga, minha área de atuação é a de linguagem infantil. Ainda recém-formada fui trabalhar em uma escola para crianças autistas que atuava com uma equipe clínica e pedagógica notável. Trabalhávamos juntamente com o Conselho Tutelar da cidade e sempre íamos, juntos, realizar as visitas domiciliares: é ali, na prática diária, que percebemos como o profissional acostumado a ficar restrito a um ambiente protegido (como os das salas e clínicas de atendimento) fica a mercê da vulnerabilidade da população, dos fatos duros e cruéis da realidade, tornando-se impossível não se comover com isto e pensar no que se deve e pode contribuir.

Como, simultanemanente às minhas funções na instituição acima citada, sempre exerci atividade docente, preocupava-me (e ainda me preocupo) em repassar aos meus alunos o cuidado com os aspectos sociais e culturais envolvidos no atendimento e com a disponibilidade em "escutar" aquilo que muitas vezes não é dito: uma criança que sempre chega com fome, sede, sem higiene ou com alguma marca pelo corpo, um pai ou uma mãe com frequentes desculpas para estes fatos, episódios agressivos de qualquer natureza ou quaisquer outros indícios de negligência.

Por estes acasos da vida, durante alguns anos residi ao lado de um abrigo para crianças que são temporariamente retiradas de suas famílias e digo que é impossível não se envolver quando uma "coincidência" destas acontece. Mais recentemente, uma aluna, por conta da adoção de um irmão em uma destas instituições, quis iniciar uma pesquisa sobre o desenvolvimento de linguagem nas crianças que passam por abrigos e...Enfim, esta é a minha história. Qual será a sua?!

NOÇÕES GERAIS SOBRE VIOLÊNCIA INTRAFAMILIAR/DOMICILIAR

Em 1990, entrou em vigor no Brasil o Estatuto da Criança e do Adolescente (ECA), como Lei Federal,[34] responsável por muitas mudanças no cenário brasileiro com relação à visão dos direitos das crianças e dos adolescentes, sendo esse um instrumento importante para proteção de crianças e jovens. Cabe destacar a obrigatoriedade estabelecida pelo ECA, em seu artigo 245, de que todo profissional das áreas social, educacional ou da saúde deve comunicar à autoridade competente os casos de seu conhecimento envolvendo suspeita ou confirmação de maus-tratos contra a criança ou o adolescente, cabendo pena prevista caso tal comunicação não ocorra.[64] No entanto, como afirma Maia e Williams,[35] é necessário que todos os profissionais que atuem na área da infância e da adolescência tenham conhecimento dos direitos estabelecidos pelo ECA,[34] bem como dos fatores de risco envolvidos no prejuízo ao desenvolvimento infantil, para que possam intervir de forma precisa na prevenção e/ou interrupção do risco.

Segundo Azevedo e Guerra,[9] a violência doméstica, em especial aquela dirigida à criança e ao adolescente, passou a ser foco de discussão no meio científico brasileiro somente a partir dos anos de 1990. Foi também nesta década que começaram a surgir os primeiros programas específicos para o atendimento dessa problemática. O artigo 5º do ECA garante que nenhuma criança ou adolescente poderá sofrer qualquer forma de negligência, discriminação, exploração, violência, crueldade ou opressão, sendo que os responsáveis serão punidos na forma da lei. Mas o que seria caracterizado como violência?!

Diante da legislação exposta, observa-se que a violência familiar é um assunto controverso; há uma discussão nos meios acadêmicos que o estudo da violência familiar deveria limitar-se ao abuso físico e sexual, mas, por outro lado, quaisquer atos que envolvam a intenção de acarretar dor física e injúria à outra pessoa podem ser considerados violência, podendo então definir a violência de inúmeras maneiras. Tais definições incluem uma descrição moral, legal e social de como um indivíduo procura controlar o outro contra o seu desejo, mantendo uma relação assimétrica de poder com fim de dominação, exploração e opressão.[3,24]

Entretanto, Formosinho e Araújo[25] consideram violência como qualquer ação ou omissão, não acidental, por parte dos pais ou outros responsáveis pela criança, que comprometa a satisfação das necessidades físicas ou emocionais do menor. Guerra[28] conceitua violência intrafamiliar ou doméstica como aquela caracterizada por todo ato ou omissão praticado por pais, parentes ou responsáveis contra crianças/adolescentes que – sendo capaz de causar dano físico, sexual e/ou psicológico à vítima – implica, de um lado, uma transgressão do poder/dever de proteção do adulto e, de outro, uma coisificação da infância, isto é, um negação do direito que crianças e adolescentes têm de ser tratados como sujeitos e pessoas em condição peculiar de desenvolvimento.

Definição e tipos de violência

A temática da violência intrafamiliar está cada vez mais presente no cenário atual, sendo frequentemente divulgada pela mídia e pela literatura científica.[8,13-16,23,36] Diariamente, crianças e adolescentes vêm sendo submetidos, em seus próprios lares, a condições adversas, o que refletirá em prejuízos no seu desenvolvimento. Entende-se como fatores de risco ao desenvolvimento infantil todas as modalidades de violência doméstica, a saber: a violência física, a negligência, a violência psicológica e a violência sexual.

A *violência física* envolve maus-tratos corporais (espancamento, queimaduras, fraturas, contusões etc.). Para Azevedo e Guerra,[10] a violência física corresponde ao emprego de força física no processo disciplinador de uma criança, sendo caracterizada por toda ação que cause dor física, desde um simples tapa até o espancamento fatal. As consequências da vitimização física de crianças abrangem impactos deletérios para todo o desenvolvimento infantil.

Widom[59] assinala que crianças maltratadas fisicamente foram identificadas por agências de assistência social como tendo o dobro de probabilidade (15,8%), com relação às outras crianças (7,9%), de serem presas mais tarde por cometerem crimes violentos. Maus-tratos na infância constituem, deste modo, um fator que pode aumentar a probabilidade futura de crimes violentos. A violência doméstica é o fator que mais estimula crianças e adolescentes a viverem nas ruas.

A *negligência*, por sua vez, ocorre quando se priva a criança de algo de que ela necessite, quando isto é essencial para o seu desenvolvimento sadio (alimentação, vestuário, segurança, oportunidade de estudo, tratamentos de saúde de qualquer natureza etc.). Pode ser considerada como descuido ou ausência de auxílio financeiro, sendo que seus efeitos podem levar à desnutrição, ao atraso global no desenvolvimento e, até mesmo, à fatalidade.[10,41]

A *violência psicológica* ocorre quando alguém é submetido a ameaças, humilhações e privação emocional. É toda interferência negativa do adulto sobre as crianças, formando nas mesmas um comportamento destrutivo. Pode ser praticada por meio de gritos, queixas, comparações, palavrões, chantagens, entre outros fatos que podem comprometer a autoconfiança e a autoestima da criança. Esta violência pode consistir, também, em ameaças explícitas ou veladas de vários tipos, como de suicídio, morte, danificação de propriedade, agressão à vítima ou a seus entes queridos, entre outras.

Como consequências da violência psicológica, o Conselho Americano de Pediatria[6] destaca prejuízos nas seguintes áreas: pensamentos intrapessoais (medo, baixa autoestima, sintomas de ansiedade, depressão, pensamentos suicidas etc.), saúde emocional (instabilidade, raiva, transtorno alimentar e abuso de substâncias), habilidades sociais (comportamentos antissociais, problemas de apego, baixa competência social, baixa simpatia e empatia pelos outros, delinquência e criminalidade), aprendizado (baixa realização acadêmica, prejuízo moral) e saúde física (queixas somáticas, atraso no desenvolvimento, alta mortalidade etc.).

A mesma fonte destaca que a severidade das consequências da violência psicológica é influenciada pela intensidade, gravidade, frequência, cronicidade e apaziguamento ou realce dos fatores relacionados com os cuidadores da criança, com a própria criança ou com o ambiente. O estágio do desenvolvimento da criança pode, também, influenciar as consequências da violência psicológica.[6]

A violência psicológica é a mais difícil de ser identificada, apesar de ocorrer com significativa frequência. Ela pode levar a pessoa a sentir-se desvalorizada, a sofrer de ansiedade e a adoecer com facilidade. Situações que se arrastam por muito tempo e se agravam podem provocar o suicídio infantil. Como fatores de risco para a ocorrência da violência psicológica associados aos pais, podem-se destacar: habilidades parentais pobres, abuso de substâncias, depressão, tentativas de suicídio ou outros problemas psicológicos, baixa autoestima, habilidades sociais inadequadas, pais autoritários, perda da empatia, estresse social, violência doméstica e disfunção familiar.[38,39]

A *violência sexual* compreende toda situação em que um ou mais adultos, do mesmo sexo ou não, utilizam a criança ou adolescente com a finalidade de obter prazer sexual. Tal ato pode incluir desde conversas ou telefonemas obscenos, passando por exibição dos órgãos sexuais, até relações sexuais impostas (vaginais, anais ou orais). Segundo Monteiro, Abreu e Phebo[42] e Azevedo e Guerra,[10] tal tipo de violência pode abranger:

A) *Abuso sem contato físico:* abuso sexual verbal, telefonemas obscenos, exibicionismo, *voyeurismo*, mostrar para a criança fotos ou vídeos pornográficos e fotografar crianças nuas ou em posições sedutoras.

B) *Abuso sexual com contato físico:* atos físico-genitais, relações sexuais com penetração vaginal, tentativa de relações sexuais, carícias nos órgãos genitais, masturbação, sexo oral e penetração anal.

C) *Prostituição de crianças e adolescentes:* essencialmente casos de exploração sexual visando fins econômicos.

Fatores desencadeadores da violência

Há muitos fatores que contribuem para a propagação da violência intrafamiliar. Gomez *et al.*,[26] em uma pesquisa de revisão bibliográfica, notaram que a violência doméstica predomina entre os tipos de violência mais encontrados. Em outra pesquisa, cujo objetivo foi estimar a prevalência das formas de violência contra crianças e adolescentes registradas nos Conselhos Tutelares, observou-se que 78% em um registro de 1.293 denúncias foram originadas no domicílio.[21]

No Brasil, são escassos os dados estatísticos de violência doméstica contra crianças e adolescentes. O Laboratório de Estudos da Criança[32] da Universidade de São Paulo vem realizando, constantemente, uma investigação sobre a ocorrência desse tipo de violência no país. Esta investigação tem mostrado que 3 entre 10 crianças até 12 anos sofrem, constantemente, algum tipo de violência intrafamiliar.

Nestes levantamentos do LACRI, demonstrou-se que houve um aumento significativo dos registros da violência física e sexual no Brasil no período de 1996 a 2007, sendo que, na modalidade da violência física, em 1996 ocorreram 525 casos de denúncias e, em 2007, 2.940; quanto à violência sexual, em 1996 foram registrados 95 casos, enquanto em 2007 foram 1.057 casos denunciados; quanto à violência psicológica, nenhum caso foi notificado em 1996, já em 2007, notificaram-se 2.285 casos; sobre negligência, em 1996, houve 572 denúncias e, em 2007, este número subiu para 5.422; com relação à violência fatal, em 1996 não houve denúncia e, em 2007, foram 10 no total. Desta forma, tem-se que, do total de denúncias/notificações, em 1996 foram realizadas 1.192 e, em 2007, este número foi para 11.714. Aumentou significativamente o número de denúncias, porém, ainda é pouco considerando-se as dimensões e a população do nosso país.

O Sistema de Informação para a Infância e Adolescência,[55] um sistema nacional de registro e tratamento de informações sobre a garantia e a defesa dos direitos fundamentais preconizados no ECA, aponta que o maior número de casos de violência contra crianças acontece dentro de casa, provocado por membros da família. Segundo o estudo, só as mães e os pais somam mais de 50% das 360 mil denúncias. Há muitos fatores que levam a esse fenômeno, sendo o principal deles a cultura instalada há anos de que a punição física é um meio válido para garantir a educação dos filhos.

As mulheres são as mais denunciadas por omissão/negligência, ou seja, por cometerem faltas como não levar o filho acidentado ou vítima de violência ao serviço de saúde. Já os pais são os mais denunciados por problemas relacionados com a inadequação do convívio familiar, como confinamento de crianças, alcoolismo, dependência de drogas e exploração sexual.[32]

Com relação ao tipo de violência mais frequentemente encontrado, em um estudo de Noguchi et al.,[44] no Estado do Rio de Janeiro, por exemplo, nas crianças e adolescentes atendidos pelos 54 fonoaudiólogos com experiência em maus-tratos, observou-se que o tipo mais comum foi a violência física (77%), seguido da violência psicológica (72%), negligência/abandono (67%) e, por último, a violência sexual (59%). O principal agressor identificado foi a mãe (70%), seguido do pai (59%), mãe e pai conjuntamente (41%), padrasto ou madrasta (40%), irmão ou irmã (31%), vizinho ou amigo sem relação de parentesco (31%), e outros membros da família (28%). Pode-se antever por estes resultados que foi comum a identificação de vários agressores em um mesmo caso de violência. Para esses autores, existe uma diferença estatisticamente significativa entre negligência/abandono e mãe e pai conjuntamente como agressores: os profissionais informaram que os pais juntos praticam mais negligência/abandono (55%) que os outros tipos de maus-tratos (13,3%).

Por fim, Brito[17] também observou que os principais fatores desencadeantes da violência identificados pelas famílias são conflitos do casal (58%), características próprias da criança (51%) e histórico de vida dos pais (49%). Ramalho e Amaral,[48] em uma pesquisa realizada no período de 2000 a 2005, destacaram que os principais fatores relacionados com a violência contra as crianças foram: crianças não planejadas, sexo diferente do desejado, recém-nascidos prematuros, malformados, de baixo peso ao nascer, com algum tipo de deficiência física ou mental, com doenças frequentes ou graves, hiperativas, apáticas, com distúrbio de alimentação ou sono, crianças que estão em fases de desenvolvimento consideradas "difíceis" pelos pais, crianças adotadas ou sob guarda, crianças separadas da mãe ao nascer ou com falta de vínculo parental nos primeiros dias de vida.

VIOLÊNCIA E DESENVOLVIMENTO INFANTIL
Fatores de risco ao desenvolvimento infantil

Segundo Reppold et al.,[50] os fatores de risco são condições ou variáveis associadas à alta probabilidade de ocorrência de resultados negativos ou indesejáveis. Dentre tais fatores encontram-se os comportamentos que podem comprometer a saúde, o bem-estar ou o desempenho social do indivíduo. Para Aiello e Buonadio,[2] crianças portadoras de determinados atributos biológicos e/ou sob efeito de determinadas variáveis ambientais têm maior probabilidade de apresentar distúrbio ou atraso em seu desenvolvimento quando comparadas a crianças que não sofreram efeitos de tais variáveis. Estas variáveis são denominadas *fatores de risco*.

Para Guralnick,[29] os fatores de risco são aqueles fatores que, se presentes, aumentam a probabilidade de a criança desenvolver uma desordem emocional ou comportamental. Tais fatores podem incluir atributos biológicos e genéticos da criança e/ou da família, bem como fatores da comunidade que influenciam tanto o ambiente da criança, quanto o de sua respectiva família.

Segundo Reppold et al.,[50] os eventos estressantes da vida, considerados como quaisquer mudanças no ambiente, que normalmente induzem a um alto grau de tensão e interferem nos padrões normais de resposta do indivíduo, têm sido associados a uma grande variedade de distúrbios físicos e mentais. Nenhum outro fator de risco tem uma associação mais forte com a psicopatologia do desenvolvimento do que uma criança maltratada, ou seja, o abuso e a negligência causam efeitos profundamente negativos no curso de vida da criança. Segundo tais autores, as sequelas do abuso e da negligência abrangem grande variedade de domínios do desenvolvimento, incluindo as áreas da cognição, linguagem, desempenho acadêmico e desenvolvimento socioemocional. As crianças maltratadas quase sempre apresentam déficit em suas habilidades de regular afeto e no comportamento em geral.

Como características da criança que aumentam sua vulnerabilidade para o abuso físico, Hughes *et al.*[30] destacam: idade inferior a que 5 anos, complicações ao nascimento, deficiências físicas e mentais e comportamentos considerados difíceis pela família. Como variáveis de relacionamento que podem aumentar a probabilidade de abuso, os mesmos autores destacam: viver em um lar no qual há violência conjugal ou discórdia marital, crianças de famílias com histórias intergeracionais de abuso e baixa condição socioeconômica. Finalmente, como fatores da comunidade relacionados com o risco de a criança vir a ser abusada fisicamente, os autores apontam para o senso de aprovação da violência pela sociedade, aprovação de punição corporal e distribuição desigual de poder dentro da família e da sociedade.

Como fatores que influenciam o prognóstico dos casos de abuso sexual infantil, pode-se destacar, segundo Williams,[60] a proximidade do agressor com relação à vítima (os casos de incestos são os mais graves), o número de agressores, a intensidade da violência empregada (quanto maior, pior o prognóstico), a topografia do ato sexual em si (havendo penetração oral, vaginal ou anal, os resultados são mais graves que sem penetração), a duração do abuso (quanto mais longo, maiores as dificuldades), a frequência e o apoio dado à vítima pelo membro não agressor (no geral, a mãe da criança).

Guralnick[29] enfatiza quatro fatores de risco que estão associados à ocorrência de abuso infantil crônico e negligência: pobreza, história e personalidade dos pais e habilidades dos mesmos. A pobreza é destacada por incluir todo um ambiente de estresse, gerando problemas situacionais que, comprovadamente, comprometem o desenvolvimento. O autor confirma que tal estado é um estressor frequentemente associado a consequências sérias e globais para o desenvolvimento da criança. Aiello e Buonadio[2] salientam que a grande desigualdade social brasileira faz com que a população de crianças consideradas de risco torne-se gigantesca, apenas levando-se em conta fatores de condições econômicas. Com relação à história dos pais, destacam-se dados como: 30% das crianças maltratadas produzirão abuso ou negligência em suas crianças no futuro, já 70% de pais que maltratam seus filhos foram maltratados quando crianças. É importante destacar, também, fatores associados à gravidez, com aumento de risco de maus-tratos, como gravidez de pais adolescentes sem suporte social, gravidez não planejada e/ou não desejada, gravidez de risco, depressão na gravidez, falta de acompanhamento pré-natal, bem como pai/mãe com múltiplos parceiros, expectativas demasiadamente altas ou irrealistas com relação à criança e gravidez gerada pela prostituição.

Ainda dentro da noção de risco, Guralnick[29] aponta para os estressores que podem afetar o desenvolvimento da criança, destacando:

A) *Características interpessoais dos pais:* grau de depressão, nível instrucional, experiências intergeracionais aprendidas sobre habilidades parentais, incluindo expectativas culturais.

B) *Características não diretamente relacionadas:* alguma deficiência da criança, como a qualidade do relacionamento conjugal, o temperamento da criança e as fontes de apoio disponíveis, incluindo recursos e rede de apoio social da família.

O Ministério da Saúde[38] identifica fatores de risco ao desenvolvimento infantil referentes à família e à criança. Como fatores de risco inerentes à família, ele destaca:

A) Famílias fundamentadas em uma distribuição desigual de autoridade e poder.
B) Famílias nas quais não há uma diferenciação de papéis, levando ao apagamento de limites entre os membros.
C) Famílias com nível de tensão permanente, manifestado por dificuldades de diálogo e descontrole da agressividade.
D) Famílias nas quais não há abertura para contatos externos.
E) Famílias nas quais há ausência ou pouca manifestação positiva de afeto entre pai/mãe/filho.
F) Famílias que se encontram em situação de crise ou perdas (separação do casal, desemprego, morte de um ente etc.).

Como fatores de risco referentes à criança, a mesma fonte menciona: crianças com falta de vínculo parental nos primeiros anos de vida, distúrbios evolutivos, crianças separadas da mãe ao nascer por doença ou prematuridade, crianças nascidas com malformações congênitas ou doenças crônicas (retardo mental, anormalidades físicas, hiperatividade), baixo desempenho escolar e evasão.[38]

Há estudos destacando o papel da comunidade como sendo também uma influência no desenvolvimento da criança, porém, tais efeitos são complexos, não lineares e mediados pelo comportamento parental e pelo processo familiar. Tais autores realizaram um estudo relacionando práticas parentais e contexto de relação com a comunidade, extraindo como conclusões que as famílias com características positivas podem oferecer proteção às suas crianças dos riscos da comunidade, e famílias de alto risco podem encobrir as vantagens oferecidas por uma "boa" vizinhança ou bairro.[23]

Fatores de proteção ao desenvolvimento infantil

Deslandes[23] classifica os fatores de proteção em três categorias:

1. **Atributos disposicionais da criança:** atividades, autonomia, orientação social positiva, autoestima, preferências etc.
2. **Características da família:** coesão, afetividade e ausência de discórdia e negligência etc.
3. **Fontes de apoio individual ou institucional disponíveis para a criança e a família:** relacionamento da criança com pares e pessoas de fora da família, suporte cultural, inserção religiosa, atendimentos individuais como atendimentos médico, psicológico, fonoaudiológico, fisioterapêutico ou institucional.

A Associação Americana de Psicologia[5] destaca fatores que podem ajudar a proteger pessoas jovens de problemas no desenvolvimento, mesmo as que vivem em condições adversas, como a pobreza. Neste contexto, a Associação destaca a "resiliência" para se referir à ocorrência de bons resultados, apesar de sérias ameaças ao desenvolvimento saudável.[51] A associação exemplifica como fatores associados à resiliência:

A) O relacionamento positivo com ao menos um adulto significativo (parente ou não).

B) A existência de uma âncora religiosa ou espiritual (fornece senso de significado).
C) Expectativa acadêmica alta e realista com suporte adequado do ambiente escolar.
D) Ambiente familiar positivo (limites claros, respeito pela autonomia do adolescente etc.).
E) Inteligência emocional.
F) Habilidade para lidar com o estresse.

Como já visto, são muitos os fatores de risco ao desenvolvimento infantil e, para que haja a proteção contra eles, faz-se necessário que os profissionais que atuam junto à infância e à adolescência tomem conhecimento de cada um desses fatores, minimizando crenças e questões pessoais que possam contradizer a identificação de tal risco, bem como estes profissionais se conscientizem de sua importância como possíveis analistas e intervenham denunciando, tendo como objetivo o bem-estar da criança ou do adolescente. Dentre tais profissionais podem-se destacar: médicos, psicólogos, fisioterapeutas, fonoaudiólogos, assistentes sociais, professores ou responsáveis por estabelecimento de atenção à saúde e ao ensino infantil e fundamental, dentre outros.

Nesse contexto, para Maia e Williams[35] destaca-se o papel ímpar do Conselheiro Tutelar, profissional responsável por receber as notificações de casos nos quais haja suspeita ou confirmação de maus-tratos contra crianças ou adolescentes. Este profissional deve estar habilitado para identificar os riscos aos quais crianças ou adolescentes possam estar sendo expostos e os fatores de proteção inseridos nesse contexto e, assim, executar sua função, aplicando medidas de proteção cabíveis.

Segundo Maia e Williams,[35] os profissionais que cuidam do bem-estar da criança podem ser guiados na formulação de questões relevantes quanto a estratégias de proteção da própria criança logo nos contatos iniciais (em se tratando de profissionais de saúde, seria logo na anamnese ou em sessões de avaliação). Tais autores afirmam a necessidade de que os profissionais identifiquem os pontos fortes, as fraquezas e as habilidades de todos os membros da família para proteger suas crianças de modo eficaz. No que se refere aos recursos da criança para se autoproteger, os autores apontam que estes profissionais deveriam formular questões importantes que explorassem o relacionamento adequado com a mãe, com outro membro da família ou com vizinhos, suporte do ambiente escolar e de grupos da comunidade e, ainda, a extensão em que a criança entende a violência experienciada caso se perceba algum preditor. A fim de avaliar os recursos da comunidade para promover a segurança das crianças, os profissionais deveriam estar atentos para redes de suportes como suporte cultural, tratamento acessível para o abuso de substâncias, sistema de saúde, serviços de bem-estar social, incluindo aconselhamento e apoio.

No que se refere, mais especificamente, à literatura sobre fatores de proteção ao desenvolvimento infantil, destaca-se o apontamento de Weber *et al.*[57,58] para a necessidade de que as intervenções não sejam focalizadas somente nos fatores de risco presentes na vida das crianças e em suas famílias, mas também incluir as competências e os recursos informais presentes na vida das pessoas, competências essas que podem ser utilizadas para promover o repertório da habilidade de resolução de problemas e aumentar a autoestima.

VIOLÊNCIA E DESENVOLVIMENTO DA LINGUAGEM

O desenvolvimento da linguagem se dá durante os primeiros anos de vida e a própria linguagem, em todos os seus aspectos, acompanha praticamente todas as atividades do ser humano ao longo de sua vida. O fato de a aquisição da linguagem não requerer esforço especial pode parecer uma observação trivial, mas é bem verdade que, em toda criança que vive em condições normais, tal aquisição é esperada. Este aspecto natural da linguagem é questionado quando a criança demora a falar. Quando se refere ao período pré-linguístico do desenvolvimento, o que pode surpreender e sobre o que se questiona é, por um lado, a maneira quase perfeita como a mãe e a criança se compreendem e, por outro, a eficácia com que a criança, desde os primeiros meses de vida, transmite informações sobre seus estados fisiológicos, afetivos e cognitivos. A linguagem virá enxertar-se progressivamente nesta comunicação precoce, eficaz e segura; enfim, quando a criança começa a utilizar as primeiras expressões que podem ser consideradas como palavras, ela já adquiriu um domínio incontestável da comunicação.[1]

Para Mogford e Bishop,[40] a capacidade da criança para o aprendizado da linguagem pode não ser constante e pode-se deteriorar com a idade. Uma consequência disto é que, se algum fator interferir na aquisição da linguagem durante os cruciais primeiros anos é possível não se recuperar, posteriormente, o déficit de linguagem, mesmo que o fator causador deste seja retirado. Não são todas as condições que afetam a evolução da linguagem, tendo efeitos permanentes e vitalícios, mas certas condições podem durar o suficiente para impedir que certos estágios do desenvolvimento manifestem-se. Portanto, eventos adversos nos primeiros anos de vida podem provocar a regressão ou a paralisação do desenvolvimento da linguagem, sendo esta uma condição não muito comum em relatos da área.

O surgimento da linguagem marca o desenvolvimento cognitivo e social da infância. Embora a criança com desenvolvimento típico não fale durante o primeiro ano de vida, sua interação com outros é fundamental para o desenvolvimento da linguagem; embora o repertório de linguagem expressiva do bebê seja limitado, seus pais percebem rapidamente a variação nos padrões de choro, na vocalização e no padrão de balbucio, conforme a situação, e acompanham com satisfação o surgimento e as combinações de gestos e sons.[1,46]

Pode-se dizer que a interação entre os pais e a criança será afetada nos casos de deficiência de linguagem. Pais de crianças com deficiência de linguagem são muito menos compreensivos e muito mais críticos que os pais de crianças com desenvolvimento normal da linguagem. As mães de crianças com deficiência de linguagem satisfazem as necessidades físicas das crianças, mas convivem com elas de uma forma paralela, em vez de integrar-se ativamente com elas. As evidências sugerem que a consequente distorção da interação em casos menos acentuados também pode ocorrer mais em função das necessidades da criança e das dificuldades dos pais em tentar corresponder a tais necessidades que um estilo particular de fala que os pais possam usar.[33]

O desenvolvimento da criança é resultante da interação entre as suas capacidades potenciais e a influência de seu ambiente. Uma insuficiência de estimulações sensoriais, afetivas e sociais tem como consequência um atraso do desenvolvimento das esferas cognitiva, afetiva e relacional. A linguagem é um dos aspectos do desenvolvimento da criança sobre o qual pesam, especialmente, as carências do ambiente. Tais carências podem obstaculizar o desenvolvimento da linguagem e, quando severas, podem impedir até a sua aquisição.[20]

Existem vários relatos de casos de sujeitos que sofreram privações extremas na primeira infância e sua repercussão no desenvolvimento da linguagem. Algumas características apresentadas por essas pessoas são a carência de atributos humanos básicos como a fala e as habilidades sociais. Em estudos de casos de crianças desnutridas, as evidências para se fazer uma correlação direta entre a desnutrição e o desenvolvimento da linguagem são vagas. Devem ser levadas em consideração questões como a severidade da desnutrição e os constituintes dietéticos afetados, os déficits cognitivos resultantes, se a linguagem está afetada mais ou menos severamente que outros aspectos da competência mental e o contexto social, ou seja, deve-se considerar a natureza do ambiente onde a criança desnutrida é criada.[56]

Noguchi et al. constataram que o atraso do desenvolvimento da linguagem foi o problema mais comum encontrado por fonoaudiólogos que atenderam casos com vítimas de maus-tratos, dentre eles abandono/negligência. A negligência é uma situação em que não há uma interação satisfatória entre mãe e filho durante uma fase crítica da vida da criança. Essa ocorrência caracteriza uma das condições capazes de interferir no desenvolvimento infantil. Para os autores, dependendo da dimensão psicológica e neurológica dessa negligência, os danos podem ser permanentes.[43,44] Há outros estudos sobre abandono em fases precoces do desenvolvimento infantil que demonstram prejuízos no desenvolvimento físico e psíquico das crianças vitimadas, como a perda gradual de interesse pelo meio e comportamentos estereotipados.[11,56]

Os processos de desenvolvimento da linguagem são controlados por um programador genético que evolui para garantir o sucesso, no sentido de adquirir o poder para comunicar-se sob uma extensa, porém limitada série de circunstâncias ambientais, sendo que um dos achados confirmadores foi feito por estudos realizados com crianças negligenciadas com privações extremas. Os achados de pesquisas encontradas na literatura, realizadas com crianças que sofreram privação sensorial, levantaram importantes questões com respeito à plasticidade do potencial de habilidade mental diante de um ambiente extremamente adverso e de como se daria o desenvolvimento da comunicação e da linguagem.[1,40]

Sabe-se que a estimulação proveniente do ambiente que a criança vive é de suma importância para que seu desenvolvimento ocorra sem intercorrências, por isso não só o ambiente em si, mas a relação com os indivíduos que fazem parte do dia a dia da criança são indispensáveis para o harmonioso crescimento infantil. Portanto, a aquisição verbal não é um fato que se dá isoladamente no desenvolvimento infantil. Seu surgimento faz parte de uma série de transformações no comportamento da criança pequena, marcadas pelo aparecimento de condutas simbólicas, e de transformações correlatas na forma de compreender e interagir com o mundo. Os modelos que o meio fornece à criança influenciam na linguagem pela quantidade, qualidade e pelas situações vividas pela criança. A estimulação é um fator importante no desenvolvimento da linguagem infantil. Por isso, se a criança vive em um ambiente desfavorável - como creches, orfanatos, hospitais ou lares sob violência – sem a presença da mãe ou de um adulto provedor/significativo, sua linguagem poderá sofrer alterações, inclusive no que se refere ao processo de escolarização. A presença da mãe (biológica ou a pessoa que a cria ou cuida da criança) ou de algum outro adulto significativo são elementos essenciais à aquisição da linguagem, assim como de um meio que seja acolhedor, protetor e que não ofereça riscos à criança.

INSTITUCIONALIZAÇÃO E DESENVOLVIMENTO DA LINGUAGEM

Segundo a ONG Projeto Acolher, que é um Grupo de Apoio à Adoção, o Brasil tem 80 mil meninos e meninas residindo em abrigos, são crianças e adolescentes criados longe de suas famílias biológicas. As causas são as mais variadas: financeira, violência doméstica, violência sexual, falta de moradia e até rejeição sem qualquer motivo aparente. A idade para esta separação ocorrer também é variada, mas geralmente ocorre nos primeiros anos de vida. Algumas dessas crianças anseiam por voltar para suas casas; para outras, isso seria um pesadelo e por isso sonham em ganhar uma nova família.[31]

Para o próprio IPEA – Instituto de Pesquisa Econômica Aplicada – a finalidade dos abrigos é bem diferente da finalidade das creches. Enquanto estas últimas cumprem uma função educativa, à qual se agregam as ações de cuidado contínuo para crianças até 6 anos que vivem em um núcleo familiar, os abrigos são equipamentos de proteção provisória para crianças e adolescentes que necessitam permanecer, com vistas à própria proteção, temporariamente privadas da convivência familiar. As diretrizes para reordenamento de programas de abrigo destinados às crianças e adolescentes indicam a maior semelhança possível entre a vida diária no abrigo e a convivência em família. Desde as instalações físicas até a rotina diária do abrigo, tudo deve aproximar-se das características de uma residência comum e do ambiente familiar. Como a inserção em abrigo não representa privação de liberdade, as crianças e os adolescentes que necessitam desta proteção têm direito à convivência em grupo, a um espaço próprio e individualizado para morar, à participação na vida comunitária, frequentando a escola, os serviços de saúde e atividades externas de lazer, a esporte e à cultura. Precisam, ainda, do apoio de profissionais qualificados e de atenção individualizada, de forma a sofrerem o mínimo possível com a situação peculiar em que se encontram.[31]

Ainda que o programa de abrigo esteja previsto pelo ECA,[34] como medida provisória e transitória, a permanência breve ou continuada no abrigo está inteiramente relacionada com a história singular de cada criança e/ou adolescente. De fato, para muitos, a passagem por uma instituição de abrigo não é temporária, sendo que muitas crianças e adolescentes ficam durante anos nestas instituições sem a possibilidade de estarem em famílias substitutivas, ou ainda, sem poderem voltar para suas famílias de origem.[54]

Em um ambiente institucional, tem-se a ausência de alguns personagens importantes, mas também temos a presença de outros que podem trazer vantagens para que ocorra esse desenvolvimento. Se por um lado não temos a presença dos pais, temos a presença de cuidadores e de outras crianças tanto mais novas quanto mais velhas, e isso pode vir a influenciar de forma positiva o desenvolvimento cognitivo, social e afetivo da criança e do adolescente abrigado.

Ao tentar compreender a realidade da criança em situação de abrigamento, deve-se levar em consideração o fato de que ela está, necessariamente, passando por um período de privação. Privação que teve início antes de ela chegar ao abrigo, ou seja, muitas vezes as razões da institucionalização relacionam-se com a falta de qualidade dos cuidados recebidos quando ainda no período de convívio familiar.[45]

As instituições de abrigos devem considerar o afeto presente nas relações entre seus integrantes, tanto entre crianças e adolescentes quantos entre estes e seus monitores. A dimensão afetiva é parte inerente das relações humanas, não devendo, portanto, ser excluída enquanto elemento propiciador de desenvolvimento.[54]

O estudo de Yunes et al.[61] sobre abrigos apontou a predominância da função assistencialista nos mesmos, fundada na perspectiva tão somente de ajudar as crianças abandonadas, havendo um frágil compromisso com as questões desenvolvimentais da infância e da adolescência, muitas vezes por questões limitadoras financeiras e de falta de recursos humanos.

A relação estabelecida com os monitores/cuidadores desempenha papel central na vida das crianças e dos adolescentes abrigados, à medida que serão estes adultos que assumirão o papel de orientá-los e protegê-los, constituindo, neste momento, os seus modelos identificatórios. Estudos apontam para a importância de cursos de formação, oficinas de reciclagem, ou mesmo um espaço de trocas destinado a estes profissionais, visto que a satisfação profissional destes está diretamente relacionada com a qualidade de seu trabalho na instituição.[12]

Como eu coloquei na introdução deste capítulo, realizei uma pesquisa junto a uma graduanda do Curso de Fonoaudiologia no qual sou docente com objetivo de verificar o nível de desenvolvimento de linguagem de crianças que estão em abrigos e compará-lo com o de crianças que sempre permaneceram com a família biológica. A verificação da audição foi feita como forma de averiguação de possíveis fatores de risco para o desenvolvimento da linguagem. Foram participantes desse estudo 30 crianças com idade entre 14 a 47 meses, sendo que 15 eram residentes em abrigos (7 meninas e 8 meninos) e 15 eram crianças alunas de uma escola pública (9 meninos e 6 meninas), todas de uma cidade da Grande São Paulo. Os critérios gerais de inclusão para os participantes foram: ausência de alterações genéticas, neurológicas e/ou de diagnóstico de problemas de fala, de linguagem e de audição; para crianças residentes em abrigo, estas deveriam estar na instituição há mais de 6 meses, e para crianças da escola pública elas não poderiam ter frequentado uma instituição como abrigo ou orfanato.

Para a avaliação da linguagem foi utilizado o teste Avaliação do Desenvolvimento da Linguagem (ADL),[37] que é um instrumento para avaliar a aquisição e o desenvolvimento do conteúdo (semântica) e estrutura (morfologia e sintaxe) da linguagem para crianças na faixa etária de 1 a 6 anos e 11 meses, especialmente elaborado e padronizado para a Língua Portuguesa. A administração da ADL foi individual e avaliou os domínios receptivos e expressivos da linguagem. Para a avaliação da audição, foi realizada a audiometria de reforço visual com o audiômetro pediátrico PA5, sendo que os participantes foram avaliados em sala sem ruído competitivo e desprovida de estímulos visuais que poderiam tornar-se competitivos.

A análise dos dados da pesquisa supracitada permitiu constatar que, tanto na linguagem receptiva quanto na linguagem expressiva, o grupo de crianças que mais apresentou algum tipo de alteração foi o de meninos do abrigo (87,5% em ambas as categorias), enquanto o grupo de meninas alunas da escola pública foi o que menos apresentou alterações também nas duas categorias (respectivamente 33,33 e 16,66%). Na análise dos dados da linguagem global, entre as crianças alunas da escola pública, 40% (n = 6) não apresentaram distúrbio de linguagem, 26,66% (n = 4) apresentaram distúrbio leve, 13,33% (n = 2) distúrbio moderado e 20% (n = 3) distúrbio severo. Já entre as crianças residentes em abrigos, 26,66% (n = 4) não apresentaram distúrbio da linguagem, 20% (n = 3) apresentaram distúrbio leve, 33,33% (n = 5) distúrbio moderado e 20% (n = 3) distúrbio severo. Nenhuma criança apresentou problemas identificáveis pela triagem auditiva realizada. Concluiu-se, portanto, que na amostra pesquisada os distúrbios de linguagem foram mais frequentes e severos em crianças abrigadas, sendo que isto pode ter acontecido em decorrência da situação que as levou à instituição ou ao abrigamento em si. Em uma próxima etapa da pesquisa será elaborado um material educativo a distância para orientação de famílias e/ou cuidadores de abrigos quanto à estimulação de linguagem e de audição.

Yunes[62] aponta que a institucionalização pode ou não constituir um risco para o desenvolvimento e esta condição dependerá de muitas variáveis como a história pregressa da criança e o compromisso do abrigo com as questões do desenvolvimento da infância e da adolescência. Por outro lado, Dell'Aglio[22] investigou diversos aspectos no desenvolvimento de crianças e adolescentes que viviam em instituições/abrigos e com a família, não tendo encontrado diferenças consistentes entre os grupos, as análises deste autor apontaram resultados semelhantes no nível intelectual e desempenho escolar, tendo sido encontrada diferença somente nos índices de depressão, que foram mais altos em meninas institucionalizadas. O mesmo resultado não foi encontrado no estudo aqui apresentado, no qual se observou diferença no desenvolvimento da linguagem entre os grupos estudados, sendo que o grupo das crianças que residem em abrigos foi o mais afetado.

Em um estudo realizado por Cavalcante, Magalhães e Pontes[18] sobre os processos de saúde e doença de 287 crianças institucionalizadas, foi encontrado que 18,83% das crianças manifestaram problemas de ordem emocional, o qual os autores relacionam com as características ambientais da instituição, proporção adulto/criança inadequada e superlotação do espaço. O estudo traz como conclusão que a condição de saúde das crianças traduz as situações de privação material e emocional a que foram submetidas no convívio com a família e ao longo de sua permanência no abrigo.

Entretanto, Zortéa, Kreutz e Johann[63] não acharam grande diferença entre o grupo de crianças institucionalizadas e não institucionalizadas, ao investigar, por meio de desenhos da figura humana e de entrevistas, a imagem corporal e as ideias sobre si mesmas. Os resultados apresentaram um número de indicadores emocionais muito semelhantes entre os dois grupos, exceto pela insegurança quanto às suas qualidades, que foi maior em crianças institucionalizadas. Os autores concluem que, possivelmente, este resultado foi encontrado em decorrência da qualidade do atendimento oferecido às crianças institucionalizadas, ressaltando assim a importância e a responsabilidade de se ter um atendimento comprometido com o desenvolvimento infantil.

Em um outro trabalho, Siqueira e Dell'aglio[54] concluem que a visão exclusivamente prejudicial dos abrigos, como lugares insalubres e precários, onde um grande número de crianças e adolescentes convivia sob um sistema coletivizado, vem perdendo força. Uma vez que a instituição de abrigo é necessária, é preciso que ela seja de pequeno porte, assegure a individualidade de seus integrantes e possua uma estrutura material e de funcionários adequadas. É necessário transformá-la em um ambiente de desenvolvimento, capacitando-a e instrumentalizando-a e, com relação ao desenvolvimento da linguagem, cabe ao profissional de Fonoaudiologia dedicar-se também a este grupo de crianças que vivem em abrigos, possibilitando melhor desenvolvimento infantil por meio da capacitação de seus cuidadores.

ATUAÇÃO COM FAMÍLIAS DE CRIANÇAS ABRIGADAS OU DE RISCO

Muitas pesquisas têm sido feitas com o propósito de mapear os índices de violência e a existência de trabalhos de prevenção acerca desse assunto.[47,53] No trabalho de revisão de literatura feito por Scherer,[52] observaram-se as dificuldades no diagnóstico e a necessidade de melhor preparar profissionais para atender às crianças vítimas de violência, bem como o agressor. Esse assunto foi discutido também no trabalho de Amazarray e Koller,[4] sendo que os autores destacaram a importância da melhor preparação dos profissionais, uma vez que o despreparo desses constitui um fator potencial gerador de danos psicológicos para as crianças.

A notificação é outra questão importante discutida na pesquisa de Gonçalves,[27] que concluiu com seu trabalho a necessidade de esclarecimento da noção legal de maus-tratos, de concepção de suspeita, da preparação de manuais técnicos de orientação, da infraestrutura de serviços e do trabalho conjunto de diferentes instituições envolvidas na prevenção.[49]

Azevedo e Guerra[9] afirmam que é preciso lutar sempre pela prevenção do fenômeno da violência, defendendo uma rede de combate que busque integrar as crianças e os adolescentes vítimas e não vítimas. Portanto, não basta criticar as famílias e/ou os cuidadores das crianças abrigadas, de risco ou sob violência; temos de agir propondo formas de atuação direcionadas a esta população como profissionais da saúde que somos.

A importância da construção de políticas públicas eficazes é discutida no trabalho de Assis e Constantino,[7] que traz como propostas: a redução do número de abrigos e de crianças abrigadas, pelo aumento de programas de reintegração das crianças às suas famílias de origens; projetos de enfrentamento à violência doméstica que assumam a família da criança vítima, como parceiro principal na prevenção, deixando de lado as propostas exclusivas de atendimento somente às vítimas; abolição legal da violência moderada, punição corporal e castigos na educação e socialização de crianças com legislação acerca do assunto e campanhas de maior impacto para esclarecimento da sociedade; incentivo às estratégias de capacitação para profissionais que lidam com vítimas da violência e de sensibilização dos pais para uma educação não violenta; maior empenho por parte das prefeituras na melhoria da qualidade do serviço oferecido pelos Conselhos Tutelares no atendimento, notificação e encaminhamento das crianças vítimas, no município; qualificação dos programas de prevenção e atendimento na inclusão das famílias, incluindo os agressores e os adolescentes vítimas de violência; aumento do intercâmbio de experiências de redes locais de atendimento e prevenção à violência e o fortalecimento dos sistemas de notificação das violências ocorridas em âmbito doméstico.

Um exemplo de trabalho de prevenção primária é o realizado pelo Centro de Referência às Vítimas de Violência, do Instituto Sedes Sapientiae de São Paulo,[19] que é feito por meio de implantação de polos de prevenção nas comunidades, a partir do envolvimento de crianças, adolescentes, pais e profissionais de educação, saúde e assistência social, entre outros. Os polos têm como função, além de sensibilizar e instrumentalizar essa população para enfrentar o fenômeno, estabelecer a articulação entre os vários serviços da comunidade, como creches, escolas, postos de saúde, conselhos tutelares e outros, formando uma rede de atendimento e proteção da infância e da juventude, que tem como objetivo impedir a produção e a reprodução da violência. A população participa dos processos de construção das ações em benefício da criança e do adolescente, refletindo, opinando e ressaltando os aspectos importantes e prioritários.

No trabalho realizado por Assis e Constantino,[7] onde foram revistas as principais e atuais teorias de prevenção de violência cometidas por adolescentes, mostrou-se que a intervenção de maior impacto na redução da infração foi na prevenção da gravidez precoce para as famílias em situação de risco e treinamento para pais, dentre outras efetivas a médio prazo.

Enfim, entendemos que com o aumento no número de denúncias já ocorreram algumas conquistas; no entanto, a violência intrafamiliar continua presente, sendo necessária a intervenção dos profissionais que atuam na área, além da criação de políticas sociais mais eficazes a fim de prevenir este tipo de violência, principalmente contra as crianças e os adolescentes, como é o caso aqui estudado.

CONCLUSÃO

É obrigação social do fonoaudiólogo, como profissional da saúde, não somente atuar em questões referentes à comunicação, mas intervir mais amplamente, tendo por objetivo o desenvolvimento global da criança. É importante conhecer os diversos ambientes que a criança frequenta, assim como os demais profissionais que atuam com ela e com a família, propondo estratégias que viabilizem maior adequação social desta ao ambiente em que está inserida como vias de prevenir a violência.

Há necessidade de reforçar, implementar ou planejar novos programas de prevenção da violência domiciliar nas famílias, escolas, igrejas e comunidade, envolvendo todos os segmentos sociais e tendo como prioridade o combate à punição corporal enquanto forma de disciplina sem, contudo, deixar as relações hierárquicas intradomiciliares, como dominação, exploração e opressão infantil em segundo plano. Dentro do planejamento dessas ações, não podemos deixar de utilizar instrumentos que resgatem o diálogo familiar, o respeito à infância e a harmonia familiar.

Para isso, faz-se necessário conhecer a realidade vivida pelas famílias e crianças e a sociedade em geral, visando não só o combate à violência, mas também o exercício pleno da cidadania e a qualidade de vida das famílias.

É pensando na infância violada ou prestes a ser violada que precisamos rever certos conceitos e estratégias de ação, pois a violência pode causar danos irreparáveis no desenvolvimento físico e psíquico de crianças e adolescentes. Portanto, o profissional que trabalha com crianças e adolescentes, principalmente em instituições escolares ou de saúde, precisa estar atento aos sinais, pois as vítimas pedem socorro não só por intermédio de suas vozes, mas também pela linguagem corporal, por ações e comportamentos, e quem melhor do que o profissional que lida com a comunicação para "ouvir" este apelo?!

REFERÊNCIAS BIBLIOGRÁFICAS

1. Aguado G. Dimensões perceptivas, sociais, funcionais e comunicativas do desenvolvimento da linguagem. In: Chevrie-Muller C, Narbona J. (Eds.). *A linguagem da criança: aspectos normais e patológicos*. 2. ed. Porto Alegre: Artmed, 2005.
2. Aiello ALR, Buonadio MC. Mães com deficiência mental: o retrato de uma população esquecida. In: Marquezine MC, Almeida MA, Omote S *et al.* (Eds.). *O papel da família junto ao portador de necessidades especiais* (Coleção Perspectivas Multidisciplinares em Educação Especial). Londrina: EDUEL, 2003, v. 6.
3. Aldrighi T. Família e violência. In: Cerveny CMO. (Ed.). *Família e violência*. São Paulo: Casa Psi, 2006.
4. Amazarray RM, Koller HS. Alguns aspectos observados no desenvolvimento de crianças vítimas de abuso sexual. *Psicologia: Reflexão e Crítica* 1998;11(3):559-78, Porto Alegre.
5. American Psychiatric Association. *Manual diagnóstico e estatístico de transtornos mentais*. 4. ed. Porto Alegre: Artes Médicas, 2000.
6. American Academy of Pediatrics. The psychological maltreatment of children – Technical report. *Pediatrics* 2002;109(4):1-3.
7. Assis GS, Constantino P. Perspectivas de prevenção da infração juvenil masculina. *Ciência e Saúde Coletiva* 2005;10(1):81-90.
8. Azevedo MA, Guerra VNA. (Eds.) *Crianças vitimizadas: a síndrome do pequeno poder*. São Paulo: Iglu, 1989.
9. Azevedo MA, Guerra VNA. *A violência doméstica na infância e na adolescência*. São Paulo: Robe, 1995.
10. Azevedo MA, Guerra VNA. Infância e violência fatal em família. São Paulo: Iglu, 1998.
11. Ballone GJ. *Crianças adotadas e de orfanato* [Internet]. [revisado em: 2004; citado em: 18 Out. 2006]. Disponível em: http://www.virtualpsy.locaweb.com.br/index.php?art=52&sec=19
12. Bazon M, Biasoli-Alves Z. A transformação de monitores em educadores: uma questão de desenvolvimento. *Psicologia: Reflexão e Crítica* 2000;13:199-204.
13. Brancalhone PG, Fogo JC, Williams LCA. Crianças expostas à violência conjugal: avaliação do desempenho acadêmico. *Psicologia: Teoria e Pesquisa* 2004;20(2):113-17.
14. Brancalhone PG, Williams LCA. Crianças expostas à violência conjugal: uma revisão de área. In: Marquezine MC, Almeida MA, Omote S *et al.* (Eds.). *O papel da família junto ao portador de necessidades especiais*.(Coleção Perspectivas Multidisciplinares em Educação Especial.) Londrina: EDUEL, 2003, v. 6.
15. Brino RF, Williams LCA. Concepções do professor acerca do abuso sexual infantil. *Cadernos de Pesquisa* 2003a;119:113-28.
16. Brino RF, Williams LCA. Capacitação do educador acerca do abuso sexual infantil. *Interação em Psicologia* 2003b;7(2):1-10.
17. Brito AMM, Zanetta DMT, Mendonça RCV *et al*. Violência doméstica contra crianças e adolescentes: estudo de um programa de intervenção. *Ciência e Saúde Coletiva* 2005;10(1):143-49.
18. Cavalcante LIC, Magalhães CM, Pontes FAR. Processos de saúde e doença entre crianças institucionalizadas: uma visão ecológica. *Ciência e Saúde Coletiva* 2009;14(2):615-25.
19. Centro de Referência às Vítimas de Violência (CNRVV) 2009. Disponível em: http://www.sedes.org.br/Centros/cnrvv.htm
20. Coelho ACC, Iemma EP, Lopes-Herrera SA. Relato de caso – Privação sensorial de estímulos e comportamentos autísticos. *Rev Soc Bras Fonoaudiol* 2008;13(1):75-81.

21. Costa COM, Carvalho RC, Santa Bárbara JFR *et al.* O perfil da violência contra crianças e adolescentes, segundo registros de Conselhos Tutelares: vítimas, agressores e manifestações de violência. *Ciência e Saúde Coletiva* 2007;12(5):1129-41.
22. Dell'aglio DD. *O processo de coping, institucionalização e eventos de vida em crianças e adolescentes*. Tese de Doutorado não publicada. Programa de Pós-graduação em psicologia do desenvolvimento. Universidade Federal do Rio Grande do Sul. Porto Alegre, 2000.
23. Deslandes SF. *Prevenir a violência: um desafio para profissionais de saúde*. Rio de Janeiro: FIOCRUZ/ENSP/CLAVES, 1994.
24. Ferrari DCA, Veccina TCC. *O fim do silêncio na violência familiar: teoria e prática*. São Paulo: Agora, 2002.
25. Formosinho JOE, Araújo SB. Entre o risco biológico e o risco social: um estudo de caso. *Educação e Pesquisa* 2002;28(2):87-103.
26. Gomez CM, Souza ER, Brito JC. A construção do socioambiente insustentável. *Informativos Epidemiológicos do SUS* 2002;11(30):177-94.
27. Gonçalves HS, Ferreira AL. A notificação da violência intrafamiliar contra crianças e adolescentes por profissionais da saúde. *Caderno de Saúde Pública* 2002;(18)1:315-19.
28. Guerra VNA. *Violência de pais contra filhos: a tragédia revisitada*. São Paulo: Cortez, 1998.
29. Guralnick MJ. The effectiveness of early intervention for vulnerable children: a developmental perspective. *Am J Ment Retard* 1998;102(4):319-45.
30. Hughes HM, Graham-Bermann SA, Gruber G. Resilience in children exposed to domestic violence. In: Meisels SJ, Shonkoff JP. (Eds.). *Handbook of early childhood intervention*. Nova York: Cambridge University, 2001.
31. Instituto de Pesquisas Econômicas Aplicadas (IPEA). Secretaria de assuntos estratégicos. Ministério do Planejamento, Orçamento e Gestão. Disponível em: http://www.ipea.gov.br/default.jsp
32. Laboratório de Estudos da Criança (LACRI). Instituto da Universidade de São Paulo, 2009. Disponível em: http://www.ip.usp.br/laboratorios/lacri/index2.htm
33. Law J. Fatores associados à deficiência de linguagem. In: Law J. *Distúrbios da linguagem na criança*. Rio de Janeiro: Revinter, 2001.
34. Lei Federal n. 8069, de 13 de julho de 1990. Estatuto da Criança e do Adolescente. *Diário Oficial da União*.
35. Maia JMD, Williams LCA. Fatores de risco e fatores de proteção ao desenvolvimento infantil: uma revisão da área. *Temas em Psicologia* 2005;3(2):91-103.
36. Maldonado DPA, Williams LCA. O comportamento agressivo de crianças do sexo masculino na escola e sua relação com a violência doméstica. *Psicologia em Estudo*, 2005;10(3):353-62.
37. Menezes MLN. *A construção de um instrumento para avaliação do desenvolvimento da linguagem: idealização, estudo piloto para padronização e validação*. Tese de Doutorado. Instituto Fernandes Figueira: Rio de Janeiro, 2003.
38. Brasília: Ministério da Saúde. *Violência intrafamiliar: orientações para a prática em serviço*, 2002.
39. Brasília: Ministério da Saúde. *Direitos humanos e violência intrafamiliar*, 2001.
40. Mogford K, Bishop D. Desenvolvimento da linguagem em condições normais. In: Bishop D, Mogford K. (Eds.). *Desenvolvimento da linguagem em circunstâncias excepcionais*. Rio de Janeiro: Revinter, 2002.
41. Monteiro L, Abreu VI, Phebo LB. *Maus tratos contra crianças e adolescentes: proteção e prevenção – Guia de orientação para profissionais*. Petrópolis: Autores & Agentes & Associados, 1997.
42. Monteiro L, Abreu VI, Phebo LB. *Abuso sexual: mitos e realidade*. 3. ed. Petrópolis: Autores e Agentes e Associados, 1997.

43. Noguchi MS. *O dito, o não dito e o mal-dito: o fonoaudiólogo diante da violência familiar contra crianças e adolescentes*. Tese de Doutorado. Escola Nacional de Saúde Pública Sérgio Arouca. Rio de Janeiro, 2005. 120p.
44. Noguchi MS, Assis SG, Malaquias JV. Ocorrência de maus-tratos em crianças: formação e possibilidade de ação dos fonoaudiólogos. *Pró-fono Revista de Atualização Científica* 2006;18(1):41-48.
45. Nogueira PC, Costa LF. Mãe social: profissão? Função materna. *Estilos Clin* 2005;19(10):162-81.
46. Perissinoto J. Diagnóstico de linguagem em crianças com transtornos do espectro autístico. In: Ferreira LP, Befi-Lopes DM, Limongi SCO. (Eds.). *Tratado de Fonoaudiologia*. São Paulo: Roca, 2004.
47. Pordeus AMJ, Fraga ONM, Facó PPT. Ações de prevenção dos acidentes e violências em crianças e adolescentes desenvolvidas pelo setor público de saúde de Fortaleza, Ceará, Brasil. *Caderno de Saúde Pública* 2003;19(4):1201-4.
48. Ramalho LA, Amaral FJJ. As faces da violência contra crianças. *Rev Pediat Ceará* 2006;7(1):6-13.
49. Reichenheim ME, Hasselmann MH, Moraes CL. Consequências da violência familiar na saúde da criança e do adolescente: contribuições para a elaboração de propostas de ação. *Ciência e Saúde Coletiva* 1999;4(1):109-21.
50. Reppold CT, Pacheco J, Bardagi M *et al*. Prevenção de problemas de comportamento e desenvolvimento de competências psicossociais em crianças e adolescentes: uma análise das práticas educativas e dos estilos parentais. In: Hutz CS. (Ed.). *Situações de risco e vulnerabilidade na infância e na adolescência: aspectos teóricos e estratégias de intervenção*. São Paulo: Casa do Psicólogo, 2002.
51. Rutter M. Resilience in the face of adversity. *Br J Psychiatry* 1985;147:598-611.
52. Scherer EA, Scherer ZAP. A criança maltratada: uma revisão de literatura. *Rev Latino-Americana de Enfermagem* 2000;8(4):22-29.
53. Silva FY, Barili RS, Tonoli LL. Violência intrafamiliar: caminhos de prevenção em Itajaí. *Família, Saúde e Desenvolvimento* 2006;8(3):251-64.
54. Siqueira AC, Dell'agolio DD. O impacto da institucionalização na infância e na adolescência: uma revisão de literatura. *Psicologia e Sociedade* 2006;18(1):71-80.
55. Sistema de Informação para a Infância e a Adolescência – SIPIA. Subsecretaria de Promoção dos Direitos da Criança e do Adolescente (SPDCA), 2008. Disponível em: http://www.mj.gov.br/sedh/ct/spdca/sipia.htm
56. Skuse DH. Privações extremas na primeira infância. In: Bishop D, Mogford K. *Desenvolvimento da linguagem em circunstâncias excepcionais*. Rio de Janeiro: Revinter, 2002.
57. Weber DNL, Viezzer PA, Brandenburg JO. Famílias que maltratam: uma tentativa de socialização pela violência. *PsicoUSF* 2002;7(2):163-73.
58. Weber DNL, Viezzer PA, Brandenburg JO. O uso de palmadas e surras como prática educativa. *Estudos de Psicologia (Natal)* 2004;9(2) 227-37.
59. Widon CS. The cycle of violence. *Science* 1989;244:160-66.
60. Williams LCA. Abuso sexual infantil. In: Guilhardi HJ, Madi MBB, Queiroz PP *et al*. (Eds.). *Sobre comportamento e cognição: contribuições para a construção da teoria do comportamento*. Santo André, SP: ESETec, 2002. 155-64, v. 10.
61. Yunes MA. A história das instituições de abrigos as crianças e concepções de desenvolvimento infantil. In: Sociedade Brasileira de Psicologia, (Ed.). *Resumos de comunicações científica*. XXXII Reuniões Anual da Sociedade Brasileira de Psicologia. Florianópolis: SBP, 2002;213-14.

62. Yunes MA, Miranda AT, Cuello SS. Um olhar ecológico para os riscos e as oportunidades de um desenvolvimento de crianças e adolescentes institucionalizados. In: Koller SH. (Ed.). *Ecologia do desenvolvimento humano: pesquisa e intervenções no Brasil*. São Paulo, 2004. Disponível em: http:/www./projetoacolher.blogspot.com/2007/04/80-mil-criancas-esato-em-abrigos.html
63. Zortéa LE, Kreutz CM, Johann RLVO. Imagem corporal em crianças institucionalizadas e não institucionalizadas. *Aletheia*, 2008;27:111-25.
64. Zottis HAG, Algeri S, Portella CCV. Violência intrafamiliar contra criança e as atribuições do profissional de enfermagem. *Família Saúde e Desenvolvimento* 2006;8(2):146-53.

4 Dificuldades de Aprendizagem e Violência contra Crianças e Adolescentes

Michele Soltosky Peres
Carolina Moreira Chedier
Aline Rodrigues Corrêa Sudo

INTRODUÇÃO

O presente capítulo aborda algumas temáticas para o entendimento de questões que há muito vêm não só impactando a sociedade, como também exigindo da Saúde Pública novas maneiras de enfrentamento: as variadas formas de violência contra crianças e adolescentes e suas possíveis consequências.

A complexa magnitude deste problema é indiscutível. A comprovação de que os agravos trazem prejuízos às esferas biopsicossociais de suas vítimas têm estimulado diversas áreas de conhecimento a se interessarem por este assunto. Dentre estas áreas, a Fonoaudiologia vem, recentemente, ocupando um papel importante com relação aos estudos sobre violência, em decorrência de sua inserção no campo da promoção de saúde e prevenção de agravos, especialmente daqueles relacionados com os distúrbios da comunicação humana em suas diferentes modalidades.

Ainda que a produção científica na área seja incipiente, alguns estudos nacionais e estrangeiros vêm demonstrando a relação entre algum tipo de agravo fonoaudiológico e a presença de violência, independente de classe econômica, de gênero, de idade e de escolaridade.

Diante da escassez de publicações sobre o tema, optamos, para a construção deste capítulo, pela discussão sobre os distúrbios de aprendizagem observados em crianças e adolescentes vítimas de violência durante sua trajetória escolar. A interface entre diversas áreas de conhecimento favorece o reconhecimento e a compreensão dos possíveis danos causados por maus-tratos ao aprendizado formal, e permite discutir essa problemática sob diversas perspectivas, possibilitando soluções viáveis para o enfrentamento da questão.

No texto, a definição de violência, bem como sua tipologia, seguem a abordagem apresentada nos capítulos iniciais, não sendo, portanto, retomadas aqui. Os termos violência intrafamiliar e maus-tratos serão utilizados como sinônimos e compreendem as vítimas de abandono, negligência e outras formas de violência contra crianças e adolescentes. Segundo Assis e Constantino,[4] esses atos violentos ocorridos no espaço doméstico ocasionam prejuízos a suas vítimas e podem ser caracterizados por práticas que incluem ações de caráter físico, sexual, verbal, emocional e moral.

Destacamos que a terminologia "dificuldades de aprendizagem", aqui adotada, faz referência à presença de algumas manifestações observadas na aquisição e no desenvolvimento da leitura, da escrita e das habilidades matemáticas, acarretando prejuízos no rendimento escolar e tendo sua origem em fatores multicausais.[25]

Não é incomum nos depararmos com o sentimento de indignação e até mesmo incompreensão diante da perversidade observada nos atos de violência, especialmente em situações ocorridas no âmbito familiar e que vitimam crianças e adolescentes. Em sua maioria indefesa, essa população tem como agressores, em 70% dos casos, aqueles que deveriam zelar por sua segurança e integridade: seus próprios pais. A violência intrafamiliar é um fenômeno complexo e bem mais frequente do que talvez possamos imaginar.[7,8]

Infelizmente, os maus-tratos contra a infância e a adolescência atingiram o patamar de um grave problema a ser enfrentado pela Saúde Pública e sua ocorrência não se restringe a classe social, faixa etária, raça ou gênero específicos. No Brasil, cerca de 6 milhões e meio de crianças e adolescentes sofrem, anualmente, algum tipo de violência.[1,2] Seu impacto não se dá somente em números, mas principalmente com relação aos danos gerados pelos agravos sofridos.

As consequências dos atos violentos praticados trazem impactos negativos à saúde da criança, incluindo os aspectos relacionados com as esferas física, cognitiva e emocional.[4,12,18,19,22,24,27] Do ponto de vista fonoaudiológico, pouco se conhece sobre a interferência da violência doméstica no desenvolvimento da comunicação humana de crianças e adolescentes agredidos. Alguns estudos nacionais resultaram em contribuições, no que tange à descrição do perfil das alterações fonoaudiológicas na presença de algum tipo de maus-tratos.[21,24] Contudo, as manifestações observadas no âmbito escolar, em especial aquelas relacionadas com o processo de aprendizagem da leitura e da escrita, e que estão envolvidas em situações de violência, são ainda pouco conhecidas.

É possível afirmar que a violência intrafamiliar pode acarretar prejuízos à aprendizagem escolar de suas vítimas? De que forma a presença dos maus-tratos pode impactar negativamente o aprendizado global, bem como a trajetória escolar? Estes são alguns dos questionamentos surgidos na clínica fonoaudiológica, especialmente diante das alterações da linguagem oral e da escrita de crianças vítimas de violência, além das observadas no espaço escolar.

Quando pensamos em um processo de desenvolvimento infantil satisfatório e dentro dos padrões de normalidade esperados e agregados ao contexto sociocultural da criança, vários aspectos devem ser levados em consideração, como a integridade sensorial, psicológica, neurológica e cognitiva, como também a presença de um ambiente doméstico adequado e estimulante. O conjunto desses fatores favorece a aquisição e o desenvolvimento da linguagem oral e, posteriormente, da leitura e da escrita.

Neste sentido, a criação de relações interpessoais em que haja a presença de figuras afetivas estáveis contribui para a construção da identidade da criança e, também, para o futuro estabelecimento de formas de interação com a sociedade. Crianças e adolescentes caracterizam o grupo mais afetado pela violência doméstica. De acordo com os estudos na área, a vulnerabilidade observada nesta faixa etária é ocasionada pela dificuldade que as vítimas têm em reconhecer os maus-tratos, principalmente pelo fato de a violência partir de indivíduos que fazem parte da ciclo de relações da criança e com alto grau de proximidade, sendo elas de caráter parental ou não.[14]

Os diferentes problemas apresentados por crianças expostas à violência intrafamiliar requerem que o profissional da saúde e da educação saiba como o desenvolvimento infantil pode ser afetado por experiências negativas vivenciadas na família. As consequências dos maus-tratos podem manifestar-se de diferentes formas: na presença de medo constante; na ansiedade; diante da possibilidade de um próximo episódio violento, podendo gerar alterações emocionais; além de outros aspectos apresentados a seguir. O senso de si mesma e o desenvolvimento emocional da criança vêm de experiências precoces importantes e que envolvem integrantes significativos da família.[11] As situações aqui descritas podem afetar a estrutura neurobiológica em sua atuação funcional da criança em desenvolvimento.

O ambiente familiar violento é considerado um local pouco propício para o crescimento e bem-estar infantil, visto que o desenvolvimento é determinado pelo processo de interação entre as características próprias da criança e as do meio com o qual ela se relaciona.

Dentre os prejuízos observados estão: lesões físicas, doenças sexualmente transmissíveis, desnutrição, doenças não tratadas, comportamento agressivo, depressão, distúrbios do sono, baixa autoestima, problemas emocionais, dificuldades de atenção e concentração, problemas de aprendizagem e baixo rendimento escolar.[7,8] Considerando-se todos os prejuízos ora descritos, abordaremos os problemas de aprendizagem e sua possível interface com os demais sinais e sintomas.

Compreender o que ocorre na dinâmica escolar nem sempre é tarefa fácil. Diversos fatores podem influir e resultar em dificuldades ou até mesmo em inabilidade para aprender. A dinâmica familiar deve ser considerada um dos pilares importantes para o sucesso do aprendizado. Ao nos referenciarmos às crianças e aos adolescentes vítimas de maus-tratos, podemos dizer que os agravos acima listados estabelecem alguma relação, em maior ou menor grau, com a queda no desempenho escolar. A multicausalidade, geralmente observada nos casos dos distúrbios de aprendizagem, é referida por diversos autores, como Marturano e Linhares,[16] cujo estudo ressalta a associação de comprometimentos emocionais, sociais e psicoafetivos a problemas escolares.

Conforme já exposto, o sucesso do aprendizado da língua escrita depende de um conjunto de aspectos que envolvem desde a integridade física (sensorial e neurobiológica) até a capacidade que o indivíduo possui para adquirir e desenvolver habilidades necessárias à aquisição da leitura e da escrita, estando estas relacionadas com um desenvolvimento de linguagem adequado, tal como o proposto por Morais.[17]

A linguagem é um dos aspectos mais importantes do desenvolvimento infantil, e a garantia de sua aquisição adequada apresenta-se intimamente relacionada com a integridade de fatores que permeiam as esferas biológica, afetiva e social. É por meio da interação destes fatores que ele se estrutura, se organiza, se desenvolve.

Segundo Zorzi, a aquisição de linguagem verbal não é um fato que ocorre isoladamente no desenvolvimento infantil. Seu surgimento é marcado por uma série de condutas que determinam novas formas de compreender e interagir com o mundo.[28]

Do ponto de vista fonoaudiológico, entende-se que o desenvolvimento da criança implica em sua inserção e participação em um grupo social, o que favorecerá sua estruturação linguística pelas formas cada vez mais avançadas de comunicação. Assim, a linguagem estruturada poderá, gradativamente, ser expressa em suas modalidades oral e, em um momento posterior, pela escrita.

Para Capellini e Oliveira, a importância da linguagem oral na aquisição da leitura e da escrita torna-se visível pelo rendimento escolar apresentado. Crianças que apresentam habilidades orais (fonologia, semântica, sintática, discurso-narrativa e pragmáticas) pouco desenvolvidas tendem a manifestar mais problemas de aprendizagem.[9]

O desenvolvimento da linguagem escrita pressupõe uma série de aquisições anteriores a esta, ou seja, deve haver a assimilação de diversos elementos funcionais pertinentes à leitura, como capacidade de análise acústica, reconhecimento de palavras realizado auditivamente, formação de um léxico fonológico e visual, bem como as habilidades linguísticas.

Dentre as habilidades relacionadas com a construção da leitura estão aquelas realizadas pelo processamento fonológico, a saber: consciência fonológica, memória fonológica, discriminação e nomeação, acesso lexical e memória a curto prazo.

De acordo com Santos e Navas, a manifestação de alterações nesses aspectos podem originar dificuldades no aprendizado do código escrito, que poderiam ser explicadas por dois motivos: um atraso não aparente no desenvolvimento de linguagem ou por apresentar uma incapacidade de levar aos níveis da consciência o conhecimento que possui, intuitivamente, sobre a linguagem o que inclui a consciência fonológica.[26]

Essa habilidade refere-se à compreensão de que a fala pode ser segmentada, manipulada em segmentos menores, o que envolve níveis diferentes de complexidade. Para Mousinho, o sistema sonoro da língua desenvolve-se gradualmente, à medida em que a criança torna-se consciente de frases, palavras, sílabas e fonemas como unidades identificáveis, aspectos estes fundamentais ao início da alfabetização.[20]

Estes fatores se inter-relacionam e são influenciados por diferentes contextos aos quais o aluno é exposto como o ambiente social, o escolar e o familiar. Logo, um meio com presença de violência pode acarretar prejuízos à aprendizagem.

Santos e Navas afirmam que os distúrbios de aprendizagem estão presentes quando alunos apresentam desempenho abaixo do esperado para leitura, matemática ou expressão escrita, não havendo discrepância entre os desempenhos acima descritos e o nível de inteligência.[26] No distúrbio de aprendizagem é marcante a presença de um déficit na linguagem oral, bem como de alterações na compreensão em ambas as modalidades (oral e escrita), além de problemas no processamento fonológico da informação.

No que se refere aos prejuízos decorrentes do insucesso na escolarização, destaca-se ainda a baixa autoestima. Os anos iniciais de escolarização são cruciais no que diz respeito ao aprendizado da leitura, e à maneira como nos relacionamos com o espaço deste aprendizado. Nesse sentido, as experiências positivas na aquisição da leitura e da escrita são consideradas como favoráveis à construção do autoconceito positivo do sujeito que aprende. Avanci e Assis abordam questões relativas à estima do aluno, destacando que as mesmas podem agravar os problemas na aprendizagem especialmente se expostos à presença de algum tipo de violência que venha a prejudicar sobremaneira o desempenho do aluno.[5]

Dentre os impactos causados pela presença de violência destacam que os episódios de violência doméstica podem causar sintomas de estresse pós-traumático como o medo, a ansiedade, as disfunções comportamentais (isolamento social), interferindo no foco de atenção e concentração na escola e promovendo dificuldades educacionais.[6]

No que se refere ao aprendizado do aluno, encontramos também famílias que não acompanham adequadamente a trajetória escolar de seus filhos e/ou as que não apresentam hábitos de leitura, não incentivando, portanto, práticas de letramento. Este aspecto é tido como relevante para o aprendizado, haja vista que quanto maiores e mais diferenciadas forem as experiências da criança com textos escritos, maior será a construção do conhecimento, aumentando, portanto, as chances de êxito na escola. É pelo contato com textos impressos que a criança se familiariza com a escrita e seu significado.

Aprender a ler e a escrever não é tarefa fácil, assim como também não é a compreensão, por parte do professor, de todos os fatores que podem resultar em dificuldades nesse processo. A complexidade da identificação de seus fatores está centrada na sua multicausalidade que envolve as esferas biológica, social, emocional e ambiental. Neste sentido, podemos dizer que as dinâmicas estabelecidas no âmbito familiar apresentam aqui um papel crucial para o desenvolvimento infantil em sua totalidade, favorecendo ou prejudicando, inclusive o aprendizado da linguagem escrita. Em termos de escolarização, podemos destacar que uma possível relação entre as dificuldades escolares e a violência pode ser apontada quando levamos em consideração a prerrogativa acima apresentada. Esta questão vem sendo objeto de estudo em diferentes áreas de interesses, como será apresentado a seguir.

Em estudo realizado por Pellegrini *et al.*, cuja investigação buscou a associação da violência familiar e o rendimento escolar, comprovou-se que crianças vítimas de maus-tratos apresentam uma incidência maior de problemas na aprendizagem e anos escolares repetidos do que crianças que não passaram por estas experiências.[22] As diferenças estatisticamente significativas encontradas com relação ao grupo-controle (adolescentes não expostos à violência) destacam que a população agredida apresenta ainda mais alterações do sono, alimentação inadequada e depressão, fatores estes extremamente prejudiciais à aprendizagem formal.

Ainda com relação à presença de problemas educacionais, Gonzáles, ao estudar os casos de violência familiar e suas consequências na aprendizagem, conclui que a queda no rendimento escolar observada nestes indivíduos seria decorrente da presença de abalos emocionais desenvolvidos por crianças e adolescentes ao presenciarem a violência no ambiente doméstico, mesmo diante da violência indireta, ao presenciarem, por exemplo, agressões conjugais.[13]

A expectativa de que as agressões podem ocorrer durante a ausência da criança pode gerar o sentimento de angústia, ansiedade e dificuldades de atenção, fatores estes que interferem significativamente no aprendizado. De acordo com Gonzáles *(op cit)*, a maioria das crianças sem história pregressa de problemas escolares passaram a apresentar dificuldades de atenção e/ou de aprendizagem logo após presenciarem a violência conjugal.[13]

O autor destaca, ainda, que o reconhecimento dos familiares sobre o impacto dos conflitos no desempenho escolar de seus filhos foi realizado somente por pais cujo nível de escolarização foi considerado alto, sendo observada a adoção de medidas que pudessem minimizar tais prejuízos. Quanto maior o nível de escolaridade, maior a preocupação em tentar sanar o problema, inclusive com ajuda profissional. O estudo destaca, também, que crianças tendem a reagir de maneiras diferenciadas, e que a minoria desenvolve mecanismos psicológicos que os auxiliam na superação dos traumas desenvolvidos.

Desta forma, a repercussão da violência no processo de aprendizagem pode variar de indivíduo para indivíduo, inclusive entre os membros da mesma família, ainda que presente de forma indireta, fato este também encontrado nos estudo de Willians e Pereira.[27]

Quando o tema se volta para o desempenho escolar de crianças e adolescentes vítimas de algum tipo de violência doméstica, é observada maior dificuldade em determinar uma associação direta entre as variáveis em questão, haja vista a própria complexidade envolvida nos processos de aprendizagem em si.

Com o intuito de buscar maior aprofundamento sobre os possíveis agravos gerados ao aprendizado da língua escrita, o estudo realizado por Pereira destaca que crianças expostas a esta situação apresentaram desempenho acadêmico inferior quando comparados ao grupo-controle.[23] A percepção dos docentes sobre o universo pesquisado destaca, ainda, que as crianças vítimas de violência apresentam maiores problemas de disciplina e comportamento agressivo quando comparadas aos seus pares, contudo, as dificuldades de aquisição e de desenvolvimento da linguagem escrita, ou melhor, os problemas de aprendizagem não foram expressos pelo estudo.

Na fonoaudiologia, a contribuição de Noguchi *et al.* nos permite compreender algumas interferências na comunicação humana.[21]

A investigação do perfil de alterações fonoaudiológicas em crianças e adolescentes vítimas de violência destacou que os problemas mais observados por profissionais de fonoaudiologia envolviam atraso no desenvolvimento da linguagem oral e problemas de leitura e escrita (85 e 78%, respectivamente), dentre outros aspectos.

Ao nos aproximarmos do escopo de aprendizado da linguagem escrita, alguns aspectos podem nos auxiliar na compreensão de questões que interferem na aquisição e no desenvolvimento da leitura e da escrita e que colocam em risco o desempenho escolar.

Segundo Kato, a linguagem oral desenvolve influência significativa na aquisição do código escrito.[15] As experiências vivenciadas durante a primeira infância servirão de subsídios para avançar no processo de alfabetização. Desta forma, os dados observados na pesquisa acima referida sugerem que as dificuldades na apreensão desses códigos linguísticos têm relação com a apropriação dos conteúdos abordados no universo escolar por crianças vítimas de violência.

As dificuldades de aprendizagem em adolescentes afastados do convívio familiar pela grave exposição a diferentes tipos de agravos foram foco do estudo realizado por Peres e nos oferece alguns indícios sobre o comprometimento de habilidades importantes para a aquisição e o desenvolvimento da leitura nos casos de violência em crianças e adolescentes de 10 a 14 anos.[24]

Sobre os problemas de aprendizagem observados, os resultados nas avaliações fonoaudiológicas configuraram-se como problemas de aprendizagens de leitura e de escrita decorrentes de alterações na linguagem oral. Ao correlacionar o tipo de violência sofrido e o desempenho na prova de consciência fonológica (provas silábicas e fonêmicas), foram encontradas diferenças significativas com relação ao desempenho em provas fonêmicas e a presença de abandono ($p= 0,008$)*. Esse dado sinaliza que o processo pelo qual passa uma criança abandonada marcado pela desvinculação familiar, ausência de um ambiente acolhedor e propício ao desenvolvimento infantil e alterações emocionais interfere na aquisição de habilidades importantes para o desenvolvimento de leitura, como também para o desenvolvimento da linguagem oral.

---

*Correlação de *Spearmam*.

Diante dos resultados comprovou-se que o baixo rendimento escolar foi uma característica marcante observada em todo o universo investigado, bem como a presença de diferentes tipos conjugados de violência intrafamiliar. No que se refere ao tipo de violência sofrido, a modalidade física esteve presente em toda a amostra e geralmente associada ao abandono/negligência. O abuso sexual, a violência psicológica e as situações de abandono/negligência com maus-tratos físicos revelam o elevado risco social vivenciado por estas crianças, fator este que interfere na manutenção adequada do processo de escolarização.

De acordo com Capovila e Capovila,[10] a maioria das crianças que apresenta algum tipo de desordem na comunicação oral apresenta também algum prejuízo em termos fonológicos, destacando que estas habilidades geralmente são deficitária em indivíduos que apresentam dificuldades de aprendizagem ou dislexia.[3]

Houve correlação entre a leitura de palavras reais isoladas e violência física ($p = 0,027$) e negligência ($p = 0,012$), o que mais uma vez reitera a importância de um ambiente favorável ao desenvolvimento da linguagem oral e escrita.

O desempenho nas provas de compreensão de leitura em voz alta e silenciosa foi considerado abaixo do esperado para a amostra, com cerca de 71% dos alunos com rendimento insatisfatório e 29% apresentaram desempenho moderado.

Os prejuízos caracterizados por alterações nas habilidades linguísticas e metalinguísticas certamente interferiram nas aquisições referentes à linguagem escrita, inclusive em termos de ritmo de aprendizagem, geralmente mais lento que as demais crianças sem problemas escolares.

O estudo ressalta, ainda, o papel crucial da família na condução da escolarização de seus filhos, ressaltando a importância de se considerar a dinâmica familiar. A presença de um ambiente pouco favorável em termos de estímulos e a falta de atenção a elementos importantes para o desenvolvimento infantil adequado, como o respeito ao sono regular da criança, à alimentação, à supervisão e ao apoio frente às dificuldades encontradas, potencializam os problemas de aprendizagem. Tais práticas familiares podem ser caracterizadas pela presença de negligência e estarem agregadas a outras formas de violência.

A violência contra crianças e adolescentes configura-se como um aspecto prejudicial à aquisição da linguagem oral e da escrita por seu impacto atingir, incisivamente, todas as esferas envolvidas no desenvolvimento infantil. O prejuízo nas habilidades linguísticas, metalinguísticas e cognitivas, importantes para o aprendizado, certamente contribui para o aumento das dificuldades encontradas no âmbito escolar da população em questão.

CONCLUINDO

Tendo em vista a abrangência das discussões aqui apresentadas, bem como das lacunas de conhecimento ainda existentes, sugerimos um maior investimento científico no campo da Fonoaudiologia. O potencial de atuação fonoaudiológica cresce conforme crescem as evidências sobre o impacto negativo da violência familiar no bem-estar da criança e, também, do reconhecimento do papel dos serviços de educação e saúde em sua abordagem.

A escassez de pesquisas e de proposições de enfrentamentos no tema impedem a implementação de políticas eficazes para a melhora da qualidade e perspectiva de vida de crianças e adolescentes vítimas de maus-tratos. Isso inclui da adequação das condições para o aprendizado às possibilidades reais da construção da cidadania. A aquisição do código escrito é um passo importante, neste sentido temos muito o que fazer.

REFERÊNCIAS BIBLIOGRÁFICAS

1. Algeri S. A violência infantil na perspectiva do enfermeiro: uma questão de saúde e educação. *Rev Gaúcha Enferm* 2005;26(3):308-15.
2. Algeri S, Souza LM. Violence against children and adolescents: a challenge in the daily work of the nursing team. *Rev Latino-Am Enferm* 2006;14(4):625-31.
3. Álvares AMMA, 1999. *Processamento auditivo central: intervenção e reabilitação em dislexia*. 3º simpósio internacional de dislexia. Universidade Federal de São Paulo. São Paulo, 1998.
4. Assis SG, Constantino P. Violência contra crianças e adolescentes, o grande investimento da comunidade acadêmica na década de 90. In: Minayo MCS. *Violência sob o olhar da saúde: a infrapolítica da contemporaneidade*. Rio de Janeiro: Fiocruz, 2003. p. 163-98.
5. Avanci JQ, Assis SG. *Olhando-se no espelho: o adolescente e a autoestima*. Relatório final de pesquisa (Mimeo). Rio de Janeiro: Claves, 2003.
6. Brancalhone PG, Fogo JC, Williams LCA. Crianças expostas à violência conjugal: avaliação do desempenho acadêmico. *Psicologia: Teoria e Pesquisa* 2004;20(2):113-17.
7. Brasil. Ministério da Saúde. *Notificação de maus-tratos contra crianças e adolescentes pelos profissionais de saúde: um passo a mais na cidadania em saúde*, 2002.

8. Brasil. Ministério da Saúde. Lidando com situações de violência. In: MS. Violência Intrafamiliar. Orientações para a prática em serviço. Cadernos de Atenção Básica nº 8. Série A. Normas e Manuais Técnicos; nº 131. Brasília: Ministério da Saúde; 2002.
9. Capellini S, Oliveira KT. Problemas de aprendizagem relacionados às alterações de linguagem. In: Ciasca M. *Distúrbios de aprendizagem: proposta de avaliação interdisciplinar.* São Paulo: Casa do psicólogo. 2003. p. 113-40.
10. Capovilla A, Capovilla F. *Problemas de leitura e escrita.* São Paulo: Memnon, 2000.
11. Cypel S. O papel das funções executivas nos transtornos de aprendizagem. In: Rotta NT, Ohlweiler L, Riesgo RS. (Eds.). Transtornos da aprendizagem – Abordagem neurobiológica e multidisciplinar. Porto Alegre: Artmed, 2006.
12. Deslandes SF. Análise do discurso oficial sobre a humanização da assistência hospitalar. *Ciência e Saúde Coletiva* 2004;9(1):7-14.
13. Gonzáles, AH, Violencia Familiar y aprendizaje: profundización de la victimización y el despojo. *Rev. Perspectiva,* Florianópolis 2007 Jan./Jun.;25(1):127-48.
14. Junqueira MFPS, Deslandes SF. Resiliência e maus-tratos. *Cad Saúde Pública,* Rio de Janeiro 2003 Jan.-Fev.;19(1):227-35.
15. Kato M, Moreira N. Alfabetização: estudos psicolingüísticos. In: Kato M. (Ed.). *Estudos em alfabetização.* Campinas: Pontes, 1997. p. 65-91.
16. Marturano EM, Linhares MBM. Problemas emocionais e comportamentais associados a dificuldades na aprendizagem escolar. *Medicina* Ribeirão Preto 2000;26(2):161-75.
17. Morais J. *L'art de lire.* Paris: Odile Jacob (tradução brasileira em 1996), São Paulo: UNESP, 1996.
18. Moura ATMS, Reicheinheim ME. Estamos realmente detectando violência familiar contra a criança em serviços de saúde? A experiência de um serviço público do Rio de Janeiro, Brasil. *Cad Saude Publica* 2005;21(4):1124-33.
19. Moura ATM, Leite CL, Reichenhein ME. Detecção de maus-tratos contra a criança: oportunidades perdidas em serviços de emergência na cidade do Rio de janeiro, Brasil. *Cad Saúde Pública* 2008 Dez.;24(12):2926-36.
20. Mousinho R. Desenvolvimento da leitura e escrita e seus transtornos. In: Goldfield M. (Ed.). *Fundamentos em fonoaudiologia: linguagem.* Rio de Janeiro: Guanabara Koogan, 2003.
21. Noguchi MS, Assis SG, Malaquias JV. Ocorrência de maus-tratos em crianças: formação e possibilidade de ação dos fonoaudiólogos. *Pró-fono Revista de Atualização Científica* 2006;18(1):41-8.
22. Pellegrini CE. El adolescente maltratado y su familia. Argentina. *Rev Soc Arg Ginecol Infato Juvenil* 2000.
23. Pereira PC. *Violência e desempenho escolar: desafio para o judiciário e para a educação especial.* Dissertação de mestrado. São Carlos/UFSCAR, 2006.
24. Modelo para ref dissertação. Peres MS. *Perfil das dificuldades de aprendizagem em adolescentes isntitucionalizados.* Dissertação – Instituto Fernandes Figueiras/FIOCRUZ, Rio de Janeiro, 2004. 158p.
25. Pinheiro FH, Capellini SA. Treinamento auditivo em escolares com distúrbio de aprendizagem. *Pró-Fono Revista de Atualização Científica* 2010 Jan.-Mar.;22(1):49-54.
26. Santos MTM, Navas ALGP. Distúrbios de leitura e escrita. In: Santos MTM, Navas ALGP. *Distúrbios de leitura e escrita: teoria e prática.* São Paulo: Manole, 2002.
27. Willians LC, Pereira ACS. A associação entre violência doméstica e violência escolar: uma análise preliminar. *Educação: Teoria e Prática* 2008 Jan.-Jun.;18(30):25-35.
28. Zorzi JL. *Aprender a escrever: a apropriação do sistema ortográfico.* Porto Alegre: Artes Médicas, 2000.

5 Bullying e Fonoaudiologia Educacional – Reconhecendo Casos, Estabelecendo Metas para Prevenção

Paula Camelo Soares Caldas
Renata Spena dos Santos
Flávia de Oliveira Champion Barreto

INTRODUÇÃO

Este capítulo tem o objetivo de sensibilizar fonoaudiólogos, bem como profissionais da saúde e da educação, para a ocorrência do *bullying*, fenômeno este que começa a se destacar em discussões recentes. O *bullying* corresponde à prática violenta entre alunos e tem como cenário o âmbito escolar.[18]

A violência é considerada um problema de saúde pública mundial, com graves consequências, sejam elas individuais ou coletivas, constituindo, assim, foco de inúmeras pesquisas. De acordo com Minayo,[16] este fenômeno "consiste em ações humanas de indivíduos, grupos, classes, nações que ocasionam a morte de outros seres humanos ou que afetam sua integridade física, moral, mental ou espiritual". Não se sabe ao certo o que motiva a ocorrência de práticas violentas. As teorias fundamentadas na etiologia ou na biologia social colocam a violência como produto de necessidades biológicas, psicológicas ou sociais do indivíduo. Já outras correntes classificam-na como resultado social, correspondendo a sociedade seu espaço de desenvolvimento.[15] No entanto, a despeito de suas causas, o que se pretende, neste momento, é discutir como a violência se configura no ambiente escolar.

A presença de um capítulo enfocando esta temática em um livro de Fonoaudiologia mostra a necessidade de produção científica elaborada por fonoaudiólogos articulando saberes com áreas afins como a Saúde Coletiva e a Educação, aliada à experiência clínica, do ponto de vista de profissionais que lidam de forma direta e frequente com crianças e adolescentes.[17] Desta maneira, buscamos ferramentas para melhor compreensão dos agravos gerados pela violência e as possíveis alterações fonoaudiológicas a ela correlacionadas. A discussão deste problema permite, ainda, o estabelecimento de propostas de intervenção na tentativa de minimizá-las.[4,10]

VIOLÊNCIA NA ESCOLA

A entrada na escola é um marco social na vida da criança. Neste ambiente em que vai permanecer grande parte de seu dia, ela aprenderá e estará sujeita às regras sociais estabelecidas fora de seu ambiente familiar.

O espaço escolar é uma instituição social, onde ocorrem, além do aprendizado formal, processos inerentes à formação do indivíduo, relacionados com valores sociais, culturais e políticos. Por meio das relações estabelecidas em grupo, este espaço privilegia o surgimento de questões relacionadas com o convívio emocional e socioafetivo.[14,19] A escola perde o lugar de centro de transmissão de conhecimento e assume a responsabilidade pela manutenção de valores e normas de conduta.

No entanto, a presença da violência no contexto escolar, como em qualquer ambiente social, age de forma desestruturante neste espaço singular. É de fundamental importância que alunos e demais profissionais que trabalham na escola sintam-se seguros e confiantes, uma vez que o desempenho escolar está diretamente relacionado com estas questões.

A escola que conhecemos hoje sofreu modificações ao longo do tempo. No passado, a educação era uma atividade exclusivamente familiar, e as crianças eram educadas em casa. A industrialização demandou a criação de uma instituição que se responsabilizasse pela educação, com influências do modelo religioso (protestantes). A escola era marcada por uma forte influência da família, que a considerava como uma extensão da casa; mas também se apoiava no modelo cívico, iniciado na França no período napoleônico, que acabou por universalizar a educação, dando origem às atuais políticas públicas de ensino. Desta forma, ocorreu então a passagem da escola como extensão da família, no caso dos ricos, complementada por um professor particular, para a escola comunitária, destinada à massa trabalhadora, para a qual a família entregava os filhos e destinava sua educação.

Essa diversificação do núcleo familiar, sobretudo depois que a mulher deixou o lar e foi para o mercado de trabalho, gerou uma participação maior do professor na educação não formal do estudante, em que ele substitui os pais em determinadas tarefas. Muitas famílias se destituíram, então, da sua função educativa, delegando à escola a exclusividade na educação de seus filhos. Com isso, a escola é autorizada a utilizar métodos violentos como prática pedagógica. A violência na escola era reconhecida por pais e educadores como um meio utilizado para impor as convenções sociais. Humilhações verbais e castigos físicos, como o uso de palmatória, ajoelhar no milho, olhar para a parede, entre outros, eram métodos amplamente utilizados por professores como forma de educar. Observando que a violência na escola não se constitui uma prática nova, sabe-se que, hoje, esse sistema não é mais aceito por pais e educadores. Houve uma mudança de paradigma com relação à classificação das violências. Atualmente, constrangimentos psicológicos ou humilhações pertencem ao mesmo grupo das violências físicas, sendo classificados, portanto, como atos violentos.[9] No entanto, ela adquire novos modelos de inserção no ambiente escolar, advindos de relações estabelecidas fora deste meio. De acordo com Charlot,[5] "a escola não se apresenta mais como um lugar protegido, até mesmo sagrado, mas como um espaço aberto às agressões vindas de fora".

Considerando a violência um fenômeno social, o ambiente escolar passa também a ser um espaço sujeito à sua repercussão e reprodução. Para a criança que não está exposta diretamente à violência, quando ocorre seu contato somente neste ambiente, pode ocasionar opressão ou potencializar seus efeitos por intermédio do mecanismo de defesa. No entanto, a criança que está exposta a um ambiente violento fora da escola pode tornar ainda mais conflituosas essas relações, com base no modelo experenciado em casa ou na comunidade em que vive.

No relacionamento estabelecido no espaço escolar, a violência se configura de diversas maneiras, sejam elas explícitas ou veladas. A violência *à escola*, quando está ligada à instituição, na depredação ao patrimônio ou na negligência ao espaço escolar; *da escola*, corresponde à violência simbólica, não física, em que profissionais e alunos sentem-se agredidos no desempenho de seus papéis na escola, em situações em que os alunos ficam sem aula na ausência do professor, ou quando este fala para pessoas que não querem lhe ouvir; e *na escola*, caracterizada pelo processo violento em si, ocorrido no espaço físico escolar, pela imposição das regras, conteúdo defasado e sua verticalização no tratamento pejorativo e relações interpessoais violentas, envolvendo indivíduos que desempenham papéis no cenário escolar, como alunos, professores e funcionários.[5]

No entanto, a maior preocupação com relação à violência na escola corresponde ao comportamento violento entre alunos, denominado *bullying*, pela crescente difusão deste fenômeno e por atingir faixas etárias cada vez mais baixas. Apesar da violência se configurar de forma independente da faixa etária, seriam a pré-adolescência e a adolescência as épocas mais comuns para sua manifestação.[8] De acordo com Lopes Neto,[14] o *bullying* é produto do relacionamento entre indivíduo e os meios em que interagem, como comunidade, família e escola.

BULLYING

Bullying é um termo de origem inglesa, inicialmente descrito na década de 1970,[20] que foi incorporado ao português por não possuir nomenclatura específica, uma vez que abrange diversas ações correlatas, como intimidar, ofender, agredir, discriminar, assediar, perseguir ou xingar.[1] Sua origem está relacionada com a palavra *bully*, traduzida como "valentão ou brigão".

De acordo com o conceito de Lopes Neto,[12] o *bullying* compreende atitudes agressivas, físicas e/ou psicológicas, dadas de forma intencional e repetitiva por um estudante ou grupo, contra outro mais frágil e indefeso, manifestadas em uma relação desigual de poder. Geralmente este tipo de violência é voltado para grupos com comportamento dócil ou de diferenças físicas, raciais, socioeconômicas e orientações sexuais.

O *bullying* pode dar-se de forma direta ou indireta. A primeira forma corresponde aos atos praticados diretamente contra a vítima e consistem na ação física ou verbal de colocar apelidos, ameaçar, roubar, ofender, agredir ou qualquer forma de inferiorizar o outro. Já a segunda é caracterizada por difamação, boatos, fofocas ou exclusão do grupo, que interfiram na integridade da vítima indiretamente.

Com avanços e acesso à tecnologia, como uso de internet e celulares, surge um novo meio de reprodução deste tipo de violência, denominada *ciberbullying*, sendo observado com maior frequência em alunos de classes média e alta.[2]

Na prática do *bullying*, os estudantes envolvidos podem desempenhar diferentes papéis, relacionados entre si.

Alvos

Os alvos correspondem aos alunos expostos aos atos violentos caracterizados como *bullying*. Comumente, são crianças ou adolescentes pouco sociáveis e marcados pela insegurança, que não possuem recursos para se defender, reagir à agressão ou solicitar ajuda. Esse comportamento muitas vezes os leva a pensar que merecem ser alvos destes maus-tratos e gera sentimentos de inferioridade perante os demais, medo, nervosismo ou vergonha. As características físicas e emocionais acabam por tornar o alvo de *bullying* mais suscetível às agressões pelo reforço da baixa autoestima.

A impotência diante da reação ao *bullying* pode representar na escola um modelo vivenciado em casa, em que a criança pode ser tratada de maneira infantilizada, superprotetora, ou assumir o papel de culpabilização de todos os problemas que acontecem ao seu redor.

Fatores como intensidade, frequência e regularidade das agressões influenciam diretamente na relação que a criança terá com a escola pelo surgimento de comportamentos negativos. As consequências do *bullying* podem fazer emergir sintomas que, simulados ou somatizados, são evidenciados, principalmente, por alterações gastrointestinais, febre, dores de cabeça, irritabilidade, nervosismo, dificuldades com relação ao sono ou tonturas. Estes marcadores constituem um primeiro sinal para identificação dos responsáveis e educadores para ocorrência de *bullying*.[13]

Diversos alunos passam a apresentar piora no rendimento escolar, e a recusa em ir à escola é um comportamento frequente. Observam-se trocas recorrentes de colégio, ou até o abandono dos estudos. Podem desenvolver quadros depressivos ou ansiosos, independentemente do sexo, e em casos extremos chegam a tentar ou cometer suicídio.[1]

Esses episódios de agressão podem gerar traumas na vida adulta e repercutir nas relações interpessoais e afetivas desse indivíduo em seus diversos ambientes sociais.

Agentes

Os autores do *bullying* utilizam-se desta prática com o objetivo de exercer poder perante os demais alunos, para ser aceito em um determinado grupo ou conseguir apoio de seguidores.

Normalmente são crianças que se destacam por sua popularidade e que possuem mais força que os agredidos. Reconhecem a agressividade como característica positiva de sua personalidade e apresentam dificuldade em se colocar no lugar do outro, sendo talvez este o motivo da agressão realizada contra seus pares.

Frequentemente, os autores pertencem a famílias desestruturadas, em que o relacionamento é frágil, afetivo, de pouco vínculo e ausência de regras estabelecidas em casa. Podem, ainda, apresentar histórico de comportamentos violentos como modelo para solução de conflitos e reafirmação do poder dos pais.

Como consequência ao desempenho do papel de agente no *bullying*, observa-se a acentuada possibilidade de, na vida adulta, manifestarem comportamentos agressivos, posturas antissociais, abuso de substâncias ilícitas, podendo adquirir condutas delinquentes ou criminosas.

A prática agressiva em alguns casos relaciona-se com fatores individuais, na tentativa de mascarar dificuldades como distúrbios comportamentais, dificuldade na atenção, hiperatividade, impulsividade e diminuição do rendimento escolar.

Na maioria dos casos, o agente do *bullying* encontra-se acompanhado por um grupo a quem exerce poder. Durante a agressão pode ser o protagonista da ação ou delegar a terceiros esta função, na tentativa de compartilhar ou repassar a responsabilidade pela infração.

Testemunhas

As testemunhas correspondem aos alunos que não estão relacionados de maneira direta ao *bullying*, ou seja, não são agressores nem alvos, no entanto, presenciam o episódio violento na medida em que estão em um ambiente onde este acontece.

Normalmente constituem a maioria do grupo e se mantêm neutros ou em outras palavras, omissos, por temerem, se tornar o próximo alvo dos que praticam o *bullying*. A ausência de reação das testemunhas corrobora para a atuação dos agentes, fortalecendo a manutenção de suas práticas.[13]

A maioria das testemunhas deseja que os educadores posicionem-se com relação aos atos de *bullying*, mas não são capazes de denunciar a ocorrência desta prática. No entanto, quando há denúncia, essas ações são comumente coibidas.

Geralmente as testemunhas se solidarizam com os alvos, e se colocam de maneira contrária frente às atitudes dos agressores, embora não seja frequente a reação pelos motivos já expostos. Elas também podem passar a apresentar piora no desempenho escolar e ansiedade por não reconhecer a escola como ambiente seguro.

Nesta relação de domínio e poder, os papéis não são fixos. Agentes, alvos e testemunhas podem assumir outros papéis determinados pelas circunstâncias, conforme a Figura 5-1.

Os agentes passam à posição de alvo quando perdem a liderança para outro que exerça sobre ele um poder maior, ou quando ele demonstra fragilidade perante os outros alunos.

Os alvos colocam-se como agentes quando desacreditam na ação punitiva da instituição ou quando incentivados pelos colegas ou familiares. Estes assumem a posição de testemunhas quando presenciam atos contra outros alunos e veem nesta atitude a possibilidade de invisibilidade perante o agressor.

As testemunhas podem-se tornar alvos quando demonstram fragilidade frente aos agressores, ou agentes, quando consideram que as atitudes agressivas constituem o caminho necessário para a ascensão ao poder. Sendo este último também justificado pelo receio em se tornarem alvos.

FONOAUDIOLOGIA EDUCACIONAL

A Fonoaudiologia Escolar é mais um campo de atuação do saber fonoaudiológico que visa à realização de ações de prevenção, promoção e aperfeiçoamento da saúde escolar nos aspectos relacionados com as linguagens oral e escrita, motricidade oral, voz e audição. Atua junto à equipe da escola, realizando ações pautadas em triagem, planejamento e projeto pedagógico, execução de programas fonoaudiológicos, orientação aos pais, formação de educadores, além de promover no ambiente condições favoráveis ao *ensino e à aprendizagem*. A atuação no ambiente escolar ocorre de forma indireta com crianças e adolescentes, uma vez que este se constitui como um local primordialmente pedagógico, não voltado ao atendimento clínico ou terapêutico.[6,7]

A qualidade na inter-relação entre as condições pessoais (biopsicossociais) e metapessoais (condições socioeconômico-culturais, políticas e ecológicas) são definidas como atributos para o equilíbrio e a manutenção da saúde. As alterações fonoaudiológicas afetam a comunicação, prejudicando o indivíduo em suas relações interpessoais, influenciando de forma negativa sua qualidade de vida, gerando sofrimento e fracasso social. Desta maneira, a inserção do fonoaudiólogo dentro da instituição escolar é de fundamental importância a fim de que essas alterações sejam identificadas e, posteriormente, minimizadas.[3]

A escola possui um papel importante na formação da criança enquanto ser social, conjugando relações afetivas e inserindo-a no mundo letrado. A linguagem permeia esses processos, por meio do seu desenvolvimento e dos estímulos provenientes do meio, evoluindo para o desempenho oral e escrito. Por isso, questões relacionadas com o aprendizado formal da língua são as que mais emergem na escola com relação à demanda fonoaudiológica. O ambiente social e as condições de vida da criança desempenham papel importante nesse processo, uma vez que a criança recebe do meio os mais variados estímulos que vão promover o seu desenvolvimento.

A escola proporcionará suportes para a aprendizagem da criança. No entanto, sabe-se que a exposição extraclasse, na primeira infância, a meios de leitura, estimulação parental adequada, experiências com materiais lúdicos, brincadeiras e brinquedos adequados à faixa etária, dentre outros fatores, podem contribuir de maneira efetiva para o bom desenvolvimento do potencial da criança. Em oposição, questões traumáticas como a convivência em ambientes violentos marcam a criança intelectual e emocionalmente, prejudicando habilidades diretamente relacionadas com o aprendizado escolar, como atenção, percepção e memória.

O fonoaudiólogo, enquanto profissional da escola, deve estar não só atento às questões de ordem patológica, como também aos aspectos de relacionamento e comportamento da criança perante o grupo. Diante do fracasso, oriundo das dificuldades pessoais, somado a perfis preconcebidos, a criança é levada a desacreditar em seu potencial, desistindo de aprender. Compromete, portanto, o que Jacob e Loureiro denominaram de autoimagem* e autoconceito**.[11] Assim, à medida que a criança forma um autoconceito negativo, vindo de possíveis estereótipos e de experiências frustradas no mundo acadêmico, diminui sua motivação para aprender, pois passará a acreditar que não possui recursos necessários para tanto. Desta forma, é possível entender o indivíduo e atuar de maneira multiprofissional e eficiente com os demais membros da escola.

RELATO DE CASOS

De acordo com Jacob e Loureiro, as dificuldades no aprendizado podem ser manifestadas pelas crianças em decorrência, além da estrutura de sua família e dos processos educacionais, do meio ambiente em que vive. Sendo assim, podemos considerar a prática do *bullying* como um aspecto de grande relevância ao processo de aprendizagem das vítimas.[11]

Em nossa experiência clínica com crianças de 7 a 14 anos, alunos de escolas localizadas em áreas de conflito do Complexo da Maré (RJ), certamente identificamos situações em que ocorria o *bullying*. Todas apresentavam rendimento escolar insatisfatório e ainda não tinham concluído o processo de alfabetização. Relatamos a seguir situações cotidianas e, posteriormente, formas de intervenção.

◀ Caso 1

A., 12 anos, sexo masculino, era uma criança que demonstrava hábitos higiênicos inadequados, pelas características de uniforme, material e aspecto físico.

Ao término de uma atividade na brinquedoteca, A., muito nervoso, começa a xingar e ameaçar B., 12 anos, dizendo que irá esperá-lo fora da sala e que vai matá-lo de tanto bater. B., amedrontado,

---

*Autoimagem é definida como o conceito geral que o indivíduo tem de si.[11]
**Autoconceito é definido como o conjunto de atribuições cognitivas que o indivíduo faz a seu respeito, de seu comportamento em diferentes situações objetivas e das suas características pessoais.[11]

dirige-se à recreadora dizendo que não sairá, porque irá apanhar ao sair. Ela intervém chamando ambos para uma conversa. Ao questionar o motivo da briga, A. responde que B. o xingou de "mendigo", e alegou recorrência neste comportamento. Por sua vez, B. reforça dizendo: "– Ele é mendigo sim, tia!"

Na tentativa de apaziguar a briga, a recreadora tenta convencer A. a não se importar tanto com esse chamamento, já que ele não é mendigo e começa a descrever: "mendigo mora na rua, pede dinheiro...".A. sem deixar que termine a fala, logo responde: "– Eu moro na rua e peço dinheiro". A recreadora, sem saber o que falar, muda de assunto e começa a convencê-los a serem amigos, porque estudam juntos, e faz com que peçam desculpas um ao outro. Eles se desculpam e saem da sala.

Comentário

A intervenção da recreadora não se deu de forma eficaz frente à coibição do *bullying*, principalmente porque ela desconhece e se ausenta da realidade de crianças que estudam em áreas pobres.

Embora a recreadora inicie um diálogo com os dois alunos que se encontram em conflito, mudar de assunto e fazer com que façam as pazes na sua frente não impede que as agressões e insultos ocorram em outros espaços da escola, reforçando a sensação de insegurança dos alunos nas práticas de violência.

◀ Caso 2

H., 8 anos, sexo masculino, é uma criança extremamente comunicativa e prestativa. Apresenta comportamento meigo e se identifica com as meninas e suas brincadeiras, sobretudo as que envolvem música e dança. Durante a realização de atividades em grupo, foi solicitado às crianças que se dividissem em grupos de acordo com o sexo. H. se colocou imediatamente junto às meninas. Ao ser questionado sobre a permanência em tal grupo, alguns meninos xingaram H. com termos pejorativos, como "bichinha". H. sofria constantemente este tipo de ataque e demonstrava constrangimento. Na tentativa de discutir essa questão, as meninas vieram em defesa de H., acolhendo-o no grupo e classificando as atitudes dos meninos como "bobas".

Comentário

H. era alvo de *bullying* por apresentar comportamentos classificados como característicos de meninas. Acolhido por estas, não se sentia seguro no grupo dos meninos, que deixam claro, por suas atitudes, o preconceito com relação à sexualidade, embora fosse precoce essa afirmação.

◀ Caso 3

S., 11 anos, sexo feminino, é uma criança agitada e com dificuldade de se relacionar com os outros colegas do grupo. Portadora de epilepsia, S. apresenta crises convulsivas com a presença de alterações motoras de flexão e extensão. A todas as pessoas que eram apresentadas à turma, era exposto pelos demais alunos, aos gritos, que S. tinha epilepsia, de maneira pejorativa e incapacitante. Essa questão foi retomada outras vezes pela turma, por meio de ataques verbais e físicos. S. normalmente apresentava, em resposta, um comportamento arredio com professores e alunos.

Quando a turma foi questionada sobre "Epilepsia", ninguém soube explicar, ainda que de maneira simples, quais eram as manifestações, ou no que consistia. Mediante prévia explicação, os alunos foram incentivados a enumerar, posteriormente, quais doenças apresentavam ou conheciam alguém que apresentava. Surgiram o relato de diversas doenças, desmistificando, assim, a "Epilepsia" apresentada por S.

Comentário

O desconhecimento de determinadas situações ou doenças, neste caso, gerou situações violentas do grupo com relação à S. A intervenção levou à mudança de padrões de comportamento preconceituosos anteriormente estabelecidos.

◀ Caso 4

L., 11 anos, sexo masculino, é uma criança carinhosa e afetuosa, excessiva em diversos momentos. L. tinha o costume de abraçar as professoras e os demais profissionais que trabalhavam na escola. Com os alunos, tentava colocar-se frente às situações e brincadeiras, sendo por diversas vezes excluído. K., 12 anos, era o aluno que constantemente liderava as agressões verbais e físicas e, segundo relatos de alguns colegas, sexuais contra L.

Em contato com o grupo, emergiu uma série de brincadeiras pautadas em ações violentas, que colocavam L. como alvo constante. Em um episódio, os alunos propõem que seja feita uma brincadeira com o intuito de escolher o primeiro a iniciar as atividades. Através de uma música cantada pela turma em coro, uma versão pornográfica da brincadeira infantil "uni-duni-tê", é feita a escolha de L., que se torna novamente alvo dos agressores.

Comentário

Além da situação de *bullying* em si, há uma discussão que recai sobre a presença de violência na escola. Quando os alunos utilizam esta música e outras brincadeiras violentas, inclusive em sala de aula, temos um exemplo de como a escola pode vir a ser um ambiente passivo à difusão destas práticas.

Todas as situações descritas foram por nós presenciadas em algum momento junto a estas crianças. Os atos de *bullying* normalmente são mascarados ou cessados na presença de um profissional da escola, pelo reconhecimento de atitudes inadequadas e medo da conduta a ser tomada. A identificação de ações constantes onde ocorra agressão, humilhação ou quaisquer atos que afetem a integridade dos alunos torna eficiente a intervenção nos casos de *bullying*, uma vez que aqueles que participam, ainda que de forma indireta, estão sujeitos a sofrer as consequências destes atos.

Mediante os relatos de casos descritos, a seguir aproximaremos o referencial teórico à prática clínica com objetivo de oferecer ações eficazes.

PROPOSTAS DE INTERVENÇÃO

Os educadores devem reconhecer a necessidade de planejar e implementar ações que propiciem aos alunos condições adequadas para que atinjam o objetivo de tornar o ambiente escolar promotor de saúde e universo de construção de conhecimento. A atuação envolve todos os profissionais da escola, cabendo a estes oferecer proteção e encaminhamentos necessários com o objetivo de interromper a prática do *bullying*.

O envolvimento de alunos, professores, funcionários e da comunidade em geral, na tentativa de definir de forma objetiva, juntamente com o fornecimento de ações para coibir o fenômeno do *bullying*, são importantes iniciativas. Compreendidas nestas ações estão a conscientização dos atos negativos realizados pelos agentes, o apoio e incentivo às vítimas do *bullying*, a denúncia e a garantia de um ambiente favorável e propício ao desenvolvimento.

A estratégia utilizada para a conscientização acerca do *bullying* deve ser a mesma para todos os alunos, independente da posição que ocupam, sejam eles alvos, agentes ou testemunhas. Elas devem envolver diálogo, respeito, apoio e confiança. A abordagem deste tema, na sala de aula, deve ser adequada aos diferentes níveis de desenvolvimento, uma vez que o *bullying* não atinge, preferencialmente, uma faixa etária definida.

Estar atento aos sinais e aos sintomas também é de grande utilidade para a identificação e a intervenção da ocorrência do *bullying*.

Enquanto profissional de saúde, o fonoaudiólogo deve promover ações que prezem pela atenção global à saúde do indivíduo, sendo a escola um ambiente social privilegiado para este tipo de atuação. Utilizamos a abordagem, neste momento, do conceito de saúde como bem-estar biopsicossocial do indivíduo, tendo propostas de intervenção de cunho à atenção primária, medidas de prevenção, ações educativas em saúde e ações integradas à equipe multidisciplinar, a curto e longo prazos, visando à Educação em Saúde.

Como descrito anteriormente, o meio escolar deve ser um ambiente agradável, que proporciona o desenvolvimento de habilidades emocionais, físicas, sociais e de aprendizado formal para a maior parte das crianças. Estar em um ambiente cercado pelo medo, e submissos às mais diversas formas de agressão, é um tormento na vida das crianças e dos adolescentes. O espaço escolar por si só privilegia o surgimento de campo para atuação na prevenção/intervenção para a prática do *bullying*. Estar atento a esta forma de violência é fundamental para executar os conceitos discutidos neste capítulo, com o objetivo de proporcionar um ambiente escolar favorável ao desenvolvimento global do indivíduo.

Frente ao fenômeno do *bullying*, o objetivo dos profissionais da escola é a identificação da ocorrência desta prática para que possam ser criadas, em conjunto, estratégias de atuação eficazes na tentativa de coibir ou de minimizar a violência dentro da escola e oferecer ferramentas para o enfrentamento desta questão.

O fonoaudiólogo, em conjunto com os educadores, como mais um ator dentro deste ambiente, passa a ter papel importante na discussão e na atenção ao *bullying*, podendo desenvolver estratégias de integração da comunidade escolar: alunos, professores, profissionais da escola e pais. Em suas ações junto à equipe escolar, o fonoaudiólogo deve fornecer subsídios para esclarecer a prática do *bullying*, atentando para seus sinais, sintomas e formas de ocorrência vinculada aos agravos fonoaudiológicos.

Em nossa prática, observamos que os alunos que estão no meio escolar violento tendem a reproduzir a violência como uma forma de brincadeira e quando questionados sobre a existência de outras formas, os alunos relataram desconhecer. A partir do momento em que outras opções são dadas, eles passam a pensar em diferentes alternativas para os comportamentos que desempenhavam anteriormente. Atividades como recreio dirigido, oficinas de brincadeiras e trabalho de consciência corporal nas aulas de Educação Física oferecem outras formas de interação saudável. A consciência acerca da diversidade entre os indivíduos passa a ser um conceito importante, ao passo que, ao considerarmos as diferenças, a desigualdade acaba por diminuir.

Percebemos também que quando a criança reconhece a escola como um ambiente seguro, ocorre um maior posicionamento das testemunhas do *bullying*, por meio de denúncias que possibilitam uma intervenção mais efetiva e rápida, gerando resultados positivos.

CONSIDERAÇÕES FINAIS

Na certeza de que uma abordagem unilateral não consegue abarcar a problemática envolvida, por considerar o *bullying* um fenômeno que envolve questões que transcendem os muros da escola, é de grande importância à multiplicidade da equipe para elaboração de estratégias que visem identificar formas de combate e prevenção da violência dentro da escola, para promoção de um ambiente saudável e propenso ao desenvolvimento físico, mental, moral, espiritual e social em condições de liberdade e dignidade, como assegura o Art. 3º do Estatuto da Criança e do Adolescente (ECA).[8]

Apesar de o *bullying* possuir características estabelecidas, sua repercussão vai acontecer de forma diferenciada de acordo com as classes sociais e a localidade da escola. Observamos que em classes baixas e/ou em conflito, determinados atos violentos são banalizados e tratados de forma natural, inerente ao comportamento das crianças. Em classes sociais altas, percebemos que, na maioria das vezes, é visto como um comportamento que intimida e fere o sujeito em sua constituição. Desta forma, o fonoaudiólogo e os demais profissionais devem, antes de traçar um planejamento de ações, reconhecer e compreender a dinâmica das relações e o contexto social em que aquela escola e aquela criança estão inseridos.

Reconhecemos que as diferentes formas de violência vivenciada por professores e alunos no cotidiano também refletem no desempenho escolar, embora a abordagem deste capítulo seja exclusiva para o *bullying*. O que notamos é que, na maioria das vezes, o professor tem muitas dificuldades em lidar com as situações de conflito, que pode ocorrer por omissão, pela dificuldade em lidar com as situações de conflito ou por estresse no trabalho. Desta forma, acaba por perder a oportunidade de proporcionar ao aluno experiências educativas durante a interação social construtiva que favoreça à sua formação ética e minimize as práticas violentas na escola. O aluno, desta forma, acaba por reproduzir o modelo que vivencia em seu cotidiano com os colegas de classe ou professores que, por sua vez, reforçam por intermédio de insultos o ciclo de violência na tentativa de exercer autoridade. A compreensão de como essas relações ocorrem, o conhecimento e as experiências construídas por uma equipe multidisciplinar buscando novas estratégias de atuação certamente poderão contribuir para a minimização ou a erradicação destas relações de conflito.

A discussão sobre a violência no Brasil adquiriu grande importância nos últimos anos, passando a mobilizar vários segmentos da sociedade e a adoção de várias estratégias de enfrentamento. No entanto, a relação entre o fracasso escolar e a vivência em ambientes violentos é pouco conhecida entre os profissionais e os familiares que lidam diretamente com crianças. Este cenário exige de nós, fonoaudiólogos, maior divulgação e produção científica para esclarecimentos e conhecimento desses segmentos sobre nossa atuação junto à equipe escolar.

A Fonoaudiologia, no momento em que se apropria de questões relacionadas com o universo da escola, consegue intervir de maneira efetiva, contribuindo para melhoras em seu desenvolvimento uma vez que irá estabelecer a ligação entre o aprendizado e o meio social, criar estratégias favoráveis ao desempenho escolar e sinalizar situações passíveis de intervenção específica dentro da escola.

REFERÊNCIAS BIBLIOGRÁFICAS

1. ABRAPIA. Acesso em: 15 Ago. 2009. Disponível em: www.abrapia.org.br
2. Antunes DC, Zuin AAS. Do bullying ao preconceito: os desafios da barbárie à educação. *Psicologia e Sociedade* 2008;20(1).
3. Bacha SMC. Projeto bela aliança: educação e saúde integradas num projeto social da área rural. *Rev CEFAC*, São Paulo 2004 Out.-Dez.;6(4):446-55.
4. Chamat LSJ. *Relações vinculares e aprendizagem: um enfoque psicopedagógico*. São Paulo: Vetor, 1997.
5. Charlot B. A violência na escola: como os sociólogos franceses abordam essa questão. *Sociologias*, Porto Alegre 2002; 8.
6. Conselho Federal de Fonoaudiologia. Resolução CFFa nº 309, 01 Abr. 2005.
7. Conselho Regional de Fonoaudiologia. 1ª Região - Parecer CRF[a] 002/2004.
8. Estatuto da Criança e do Adolescente, ECA. Brasil, 2002.
9. Fajardo IN, Lima e Silva I, Pinto FCF *et al.* Pressupostos de uma avaliação de contexto existencial da violência escolar para o planejamento de condutas motoras educacionais voltadas para pré-adolescentes de classes de progressão. *Ensaio: Aval Pol Públ Educ*, Rio de Janeiro, 2006;14(50).
10. Guimarães AM. A escola e a ambigüidade. In: Silva A *et al. O papel do diretor e a escola de 1º grau*. São Paulo, 1992. p. 51-74.
11. Jacob AV, Loureiro SRO. Desempenho escolar e auto conceito no contexto da progressão continuada. In. Maturano EM, Linhares MBM, Loureiro SR. (Eds.) *Vulnerabilidade e proteção: indicadores na trajetória de desenvolvimento do escolar*. São Paulo: Casa do Psicólogo, 2004.
12. Lagrotta MGM, César CPHAR. *A fonoaudiologia nas instituições*. São Paulo: Lovise, 1997. p. 81-88.
13. Lopes Neto AA. Bullying – Comportamento agressivo entre estudantes. *J Pediatr* (Rio J) 2005;85(5).
14. Lopes Neto AA. Comportamento agressivo entre estudantes: bullying. In: Brasília. Minstério da Saúde. *Escolas promotoras de saúde: experiências no Brasil*, 2007. p. 116-24.
15. Minayo MCS. A violência social sob a perspectiva da saúde pública. *Cad Saúde Pública*, Rio de Janeiro 1994;10(1).
16. Minayo MCS, Souza ER. Violência e saúde como um campo interdisciplinar e de ação coletiva. *História, Ciências e Saúde* 1998;4(3).
17. Passeti E. *Violentados – Crianças, adolescentes e justiça*. 2. ed. São Paulo: Imaginário, 1997.
18. Puccini RF. Saúde pública – Histórico e conceitos básicos. In: Vieira RM, Vieira MM, Avila CRB *et al. Fonoaudiologia e saúde pública*. Carapicuíba, SP: Pró-Fono, 1998.
19. Rezende R. Da saúde escolar para a formação de uma rede de escolas promotoras de saúde no estado do Tocantins. In: Brasília. Ministério da Saúde. *Escolas promotoras de saúde: experiências no Brasil*, 2007.
20. Smith A, Cowie H, Olafsson RF. Definition for bullying: a comparison of terms used, and age and gender differences, in a fourteen-country international comparison. *Child Development* 2002 July-Aug.;73(4).

6 Deficiência Auditiva e Barreiras Comunicativas – Situação de Risco para a Violência

Joseli Soares Brazorotto
Michele Soltosky Peres

INTRODUÇÃO

O impacto dos distúrbios da comunicação na qualidade de vida e inclusão social das pessoas pode ser devastador. Limitação social, sobrecarga econômica, alterações psicológicas, prejuízos nas interações familiar e social são algumas das consequências de problemas envolvendo a comunicação.

Este capítulo traz como escopo o impacto da deficiência auditiva como um potencial fator de risco para a violência doméstica. Cabe ressaltar que dada a heterogeneidade da população de crianças com deficiência auditiva, a discussão terá como foco aquelas envolvidas em propostas de habilitação e reabilitação da audição para o desenvolvimento da linguagem oral.

Atualmente, há poucos estudos epidemiológicos com relação aos distúrbios da comunicação e suas causas. Acredita-se que alguns índices subestimem sua real prevalência.

Na infância, por exemplo, estima-se que, com relação à deficiência auditiva, a cada 1.000 nascimentos 3 crianças nasçam com algum grau de perda auditiva. A deficiência auditiva é uma das alterações congênitas mais prevalentes e tem sido considerada pela Organização Mundial da Saúde (OMS) um problema de saúde pública.

Define-se a deficiência auditiva como qualquer distúrbio no processo de audição normal, seja qual for a sua causa, tipo ou severidade pode trazer dificuldades no que se refere ao desenvolvimento psicossocial, emocional e linguístico do indivíduo.[1]

Várias são as causas da deficiência auditiva e estas podem ser pré-natais (ocorrem antes do nascimento), perinatais (no momento do nascimento), ou pós-natais (após o nascimento, em qualquer período da vida).

As consequências que determinado tipo e grau de deficiência auditiva acarretam ao desenvolvimento dependem de múltiplos fatores, de modo que se observam crianças portadoras de deficiência auditiva com o mesmo tipo e grau de perda auditiva que se comportam de maneiras diferentes, em virtude de suas características individuais.

Deste modo, é importante ressaltar que a população de crianças com deficiência auditiva é altamente heterogênea.

Buffa, tratando da questão da inclusão de escolares com deficiência auditiva, elucidou esta heterogeneidade.[2] De acordo com a autora podemos nos deparar com crianças e adolescentes com diferentes realidades, a saber:

- Crianças com deficiência auditiva que experenciaram propostas terapêuticas para o desenvolvimento da audição e da linguagem oral, tendo o português como primeira língua.
- Crianças com deficiência auditiva que perderam a audição após adquirirem linguagem oral ou crianças com perdas auditivas leves e moderadas que conseguem utilizar-se de outros recursos de comunicação na escola (p. ex., apoio visual da leitura orofacial).
- Crianças com deficiência auditiva que constituíram uma identidade surda, têm a Língua de Sinais Brasileira como primeira língua, e a língua portuguesa na modalidade oral ou escrita (bilíngues, como segunda).
- Crianças com deficiência auditiva que não tiveram acesso à programas de (re)habilitação, portanto, não estabelecendo nenhuma forma de comunicação, utilizando-se apenas de gestos caseiros.

A opção ou o encaminhamento de uma família para intervenção em determinado tipo de abordagem e, ainda, o início desta em etapas diferentes de desenvolvimento, podem estar relacionados com a relação que a família estabelece com a deficiência auditiva de seu(sua) filho(a).

O nascimento de uma criança portadora de deficiência pode causar sentimentos antagônicos na família, que pode vir a não fornecer, de maneira apropriada, o acesso a oportunidades de desenvolvimento típico de crianças da mesma faixa etária, bem como o acesso ao tratamento e à intervenção. Algumas famílias podem apresentar reações de choque, depressão, rejeição e desenvolvimento de expectativas irrealistas sobre a criança.[15] Este fato deve ser levado em consideração pelos profissionais para que ocorra a compreensão e, consequentemente, ações efetivas diante de cada caso.

Um aspecto relevante e que deve ser destacado é a importância do papel do fonoaudiólogo durante programas de triagem auditiva e diagnóstico infantil.

A conduta dos profissionais que participam do diagnóstico pode interfir de maneira significativa na relação que os pais terão com a deficiência auditiva dos filhos. Com a possibilidade da identificação cada vez mais precoce de perdas auditivas, abordagens reducionistas focadas apenas nos exames clínicos tendem a proporcionar um impacto que pode originar uma dificuldade ainda maior no tipo de enfrentamento dos pais diante do diagnóstico de deficiência auditiva, especialmente no que se refere à construção do vínculo.

Destaca-se, portanto, a importância dos programas de triagem auditiva neonatal e de diagnóstico infantil contarem com o aconselhamento e serviços especializados integrados desde o início aos atendimentos clínicos, auxiliando as famílias para melhor compreensão, em uma perspectiva mais humanizada.[7,10,16]

Um outro aspecto que interfere na manutenção efetiva da comunicação é a não adesão por parte dos pais ao programa de habilitação de audição e linguagem, pela falta de vivência e de experiência dos pais sobre o que é a deficiência auditiva. Isto pode acontecer nos casos de diagnóstico precoce, caso não seja acompanhado de aconselhamento e habilitação adequados, bem como nos casos de deficiências auditivas de graus moderado e leve, nos quais as consequências muitas vezes não são percebidas pelos pais até a idade escolar.

Se o diagnóstico da deficiência auditiva gera um impacto na relação dos pais com seus filhos, as falhas na comunicação, por sua vez, tendem a agravar ainda mais este quadro.

Muitos aspectos estão envolvidos na comunicação humana e devem ser levados em consideração para que haja efetividade da mesma, dentre eles a integridade e o funcionamento de, pelo menos, um dos canais sensoriais, o conhecimento e a utilização adequada do código linguístico, além do compartilhamento das estruturas de conhecimento. É válido ressaltar que para o desenvolvimento da comunicação oral, a audição é o canal primordial para o processamento das informações e qualquer alteração auditiva pode causar prejuízos de diversos graus comprometendo, de alguma forma, este processo.

Atualmente, o avanço tecnológico tem possibilitado às crianças com deficiência auditiva utilizar sua audição residual em sua capacidade máxima por meio de dispositivos eletrônicos auxiliares à audição, a saber: o Implante Coclear Multicanal (IC), os Aparelhos de Amplificação Sonora Individual (AASIs) e o Sistema de Frequência Modulada (Sistema FM), que possibilitam o acesso aos sons de fala e, portanto, ao código linguístico, favorecendo o desenvolvimento de linguagem oral.

Ainda que as crianças com deficiência auditiva tenham as possibilidades de desenvolvimento muito melhoradas, vários fatores podem interferir nos eventos de fala em interação face a face.

Vários aspectos estão envolvidos na comunicação humana e devem ser levados em consideração para que haja efetividade no momento da interação, dentre eles o conhecimento e a utilização adequada do código linguístico, a integridade e o funcionamento de pelo menos um dos canais sensoriais, além do compartilhamento das estruturas de conhecimento. Neste sentido, o discurso em interações face a face é visto pode ser entendido como um comportamento resultante da interação de vários subsistemas e que envolve um conjunto de habilidades chamado de competência comunicativa,[4] o que inclui a competência linguística, mas não se reduz a ela.[9] Os fenômenos linguísticos, paralinguísticos, não verbais e sociais devem ser levados em consideração, uma vez que apenas a decodificação do código não é suficiente para garantir a efetividade na comunicação, além do compartilhamento mínimo de algumas estruturas de conhecimento entre os falantes.

Com relação aos fenômenos linguísticos, nas situações de comunicação com uma criança com deficiência auditiva, o que é dito pelos pais pode não ser compreendido pela criança e, por sua vez, em decorrência das lacunas no desenvolvimento da linguagem e da produção de fala, o que é dito pela criança não é compreendido pelos pais, cuidadores e professores.[8]

Pode-se dizer, nesses casos, que ocorre uma quebra na estrutura de conhecimento compartilhado entre os falantes, o que traz prejuízo à compreensão da comunicação.

As expectativas geradas durante os eventos de fala relacionam-se com os conhecimentos adquiridos a partir de experiências vivenciadas pelos membros de uma comunidade de fala, e que determinam as expectativas com relação ao seu interlocutor e na maneira interpretativa que os próprios falantes sinalizam uns aos outros.[9]

O que ocorre na maioria das situações de comunicação com a criança com deficiência auditiva, principalmente nos estágios iniciais de desenvolvimento, é que a criança tem dificultado o acesso a todos os recursos da língua oral em uso. Além disso os seus interlocutores podem não compreender alguns recursos não verbais utilizados por elas, ocasionando, novamente, uma quebra na comunicação.

Segundo Tannen e Wallat. os esquemas de conhecimento referem-se às expectativas dos participantes acerca de pessoas, objetos, eventos e cenários no mundo e modos de interação.[14] Desse modo, os significados só podem ser compreendidos quando comparados a um modelo anterior, ou seja, as expectativas são continuamente comparadas às experiências de vida, logo revisitadas, e a efetividade na interação dos processos comunicativos decorre do compartilhamento de esquemas de conhecimento, ainda que de maneira parcial.

A construção do repertório de conhecimento sobre a comunicação nas crianças com deficiência auditiva geralmente é mais restrita em razão do atraso no desenvolvimento de linguagem, o que pode gerar uma decodificação inadequada da mensagem a ser processada não só por diferenças de experiências e conhecimento, mas também pela dificuldade de reconhecimento de fatores não linguísticos, que são expressos na linguagem em uso.

A identificação deste fato gera nos pais ou nos interlocutores da criança a quebra de expectativa com relação à comunicação expressa, muitas vezes, em pouco investimento nestas situações. Os pais podem não se sentir capazes de estabelecer e manter o diálogo com a criança, acarretando prejuízos ainda maiores no desenvolvimento da linguagem.

Além disso, com relação às crianças com deficiência auditiva, os fatores relacionados com o ambiente de audição, como ruído, reverberação distância podem restringir o acesso ao processo comunicativo.

Na perspectiva da família, o nascimento de uma criança com deficiência auditiva traz inúmeros sentimentos e fatores de estresse adicionais, modificando a dinâmica familiar, conforme relatado pela literatura.[6]

A criança com deficiência auditiva pode apresentar o desenvolvimento de linguagem de forma incompatível com o esperado para sua faixa etária e a construção dos esquemas de conhecimento entre pais e filhos, inicialmente, pode ficar comprometida, representando barreiras comunicativas que interferirão no estabelecimento do vínculo entre eles.

As limitações na comunicação mobilizam frustração e sobrecarga dentro do ambiente familiar e contribuem para a eclosão de atitudes de negligência e abusos. Podem, também, facilitar o surgimento de maus-tratos físicos, estupro, precários cuidados de higiene, má nutrição, vestuário inadequado, dentre outros. O isolamento da pessoa do convívio social também pode ser observado com certa frequência, diante do argumento familiar que se pretende proteger a pessoa, assim, muitas vezes, a criança é impedida, por exemplo, de frequentar a escola. Essas atitudes podem representar a negação do problema e constituem uma forma de violência.

Desde pequena, a criança com deficiência auditiva tem limitadas as possibilidades de interação tanto com seus familiares como nos demais núcleos de socialização, como a escola.

Este afastamento da convivência é considerado como risco adicional para abuso e violência contra a criança com deficiência auditiva.[3]

ESTUDOS SOBRE VIOLÊNCIA CONTRA CRIANÇA COM DEFICIÊNCIA AUDITIVA

Crianças com deficiência apresentam-se como população de maior risco para a violência em decorrência da complexidade de suas dinâmicas familiar e social envolvidas.

São escassos na literatura, contudo, os estudos que abordam o tema violência e deficiência auditiva.[11]

Sebald apontou algumas das razões para este fato, entre elas: heterogeneidade da população (modo de comunicação, nível de desenvolvimento de linguagem, perspectiva dos pais com relação à deficiência auditiva de seus filhos, diferentes ambientes educacionais) e dificuldades metodológicas em razão desse fato, escassez de serviços especializados e de profissionais capacitados para o atendimento das necessidades únicas de crianças com deficiência auditiva.

Sullivan e Knutson referem que as formas mais prevalentes de violência contra crianças com deficiência auditiva são a negligência, a violência física e o abuso sexual.[13]

Knutson *et al.* acompanharam 79 mães de crianças com deficiência auditiva e 27 mães de crianças ouvintes com relação às preferências de atitudes para a disciplina de seus filhos. As mães deveriam escolher, a partir de imagens de crianças em diferentes situações e se comportando de maneiras diferentes, quais as opções de disciplina escolheriam para cada situação.[5] Os resultados indicaram que as mães de crianças com perdas auditivas profundas tenderam a escolher a disciplina física como forma de educar a criança nas diferentes situações apresentadas. Os autores concluíram que os dados foram consistentes e demonstraram a relação entre os problemas de comunicação (neste caso, acarretados pela deficiência auditiva) e o risco para a violência física.

Os fatores de risco adicionais para as crianças com deficiência auditiva apontados na literatura são: privação linguística, falta de convivência com outras crianças e adultos com deficiência auditiva, conflitos e desacordos entre os familiares a respeito do modo de comunicação e das opções de (re)habilitação de seus filhos, pouco ou inapropriado envolvimento dos pais.[3]

Stevenson concluiu, a partir de um estudo com 120 crianças com deficiência auditiva e 63 crianças ouvintes, que os problemas de comportamento foram mais comumente encontrados em crianças com deficiência auditiva, e o maior nível de problemas de comportamento foi encontrado entre aquelas crianças com menor desenvolvimento de linguagem.[12] Além das eventuais falhas na comunicação, a questão comportamental também é relevante para a ocorrência de atos de violência contra a criança.

Como uma reação em cadeia, o pobre desenvolvimento da linguagem pode gerar prejuízos na aquisição de habilidades sociais.* Desta forma, a transmissão de valores e de comportamentos à criança pode ficar prejudicada nos casos em que a deficiência auditiva é entendida como uma barreira comunicativa, uma vez que os pais/cuidadores assumem que a mesma não desenvolverá tais habilidades esperadas. Nestes casos, a frustração dos pais/cuidadores na tentativa de estabelecer determinados comportamentos na criança pode levar a reações exageradas (gritos, xingamentos) ou ocorrer por meio de força física.

É importante aprimorar a qualificação dos profissionais que atuam com crianças com deficiência auditiva para o reconhecimento de indicadores de situações de violência envolvendo tais crianças. Futuras pesquisas devem ser realizadas para preencher a lacuna existente na literatura, que poderão favorecer o adequado suporte e atendimento à população de crianças com deficiência auditiva vítimas de violência.[11]

São destacadas como importantes estratégias para evitar as situações de violência com relação às crianças com deficiência auditiva: desenvolvimento ideal das habilidades de linguagem, fortalecimento do empoderamento e independência nas crianças e adolescentes para que saibam responder e lidar com situações de risco, promoção de educação sexual nas escolas em que as crianças com deficiência auditiva estiverem incluídas, orientação às famílias sobre a necessidade do estabelecimento da comunicação clara com seus filhos.

Com relação aos profissionais, Sebald comenta ainda sobre a importância da intervenção precoce com as famílias.[11] Neste momento, os profissionais devem promover o aconselhamento e a orientação para que os pais possam ajustar-se e enfrentar com menor estresse as situações diárias com seus filhos. Além disso, destaca-se a importância das expectativas positivas com relação às crianças com deficiência auditiva.

---

*Para detalhamento sobre as habilidades sociais consultar De Rose et. al. (2006).

CONCLUSÕES

Futuras investigações são fundamentais para o conhecimento da situação com relação à violência na população brasileira de crianças com deficiência auditiva.

A formação dos profissionais de saúde, incluindo o fonoaudiólogo, para a identificação de sinais de ocorrência da violência ou de fatores de risco para a violência é fundamental.

Destaca-se a importância do fonoaudiólogo como o profissional que pode prevenir, por meio de intervenção precoce e apropriada, a diminuição de vários dos fatores de risco relacionados com os diferentes tipos de violência contra as crianças com deficiência auditiva.

REFERÊNCIAS BIBLIOGRÁFICAS

1. Bevilacqua MC, Formigoni G. *Audiologia educacional: uma opção para a criança deficiente auditiva*. Carapicuíba, SP: Pró-fono, 1997.
2. Buffa MJMB. Distúrbios de audição, sua influência no processo de ensino-aprendizagem e estratégias educacionais como mediadoras neste processo. In: Genaro KF, Lamônica DC, Bevilacqua MC. *O processo de comunicação: contribuição para a formação de professores na inclusão de indivíduos com necessidades educacionais especiais*. São José dos Campos: Pulso, 2006. p. 215-22, cap. 15.
3. Glickman N, Gulati S. (Eds.). *Mental health care of deaf people: a culturally affirmative approach*. Mahwah, NJ: Erlbaum, 2003.
4. Hymes D. *Foundations in sociolinguistics:an atnographic approach*. Philadelphia: University of Pennnsylvania, 1978.
5. Knutson JF, Johnson CR, Sullivan PM. Disciplinary choices of mothers of deaf children and mothers of normally hearing children. *Child Abuse & Neglect* 2004;28(9):925-37.
6. Luckner JL, Velaski A. Healthy families of children who are deaf. *Am Ann Deaf* 2004;149(4):324-35.
7. Luterman D, Kurtzer-White E. Identifying hearing loss: parent's needs. *Am J Audiol* 1999;8:1059-889.
8. Novaes BCA, Mendes BCA. Terapia fonoaudiológica da criança surda. In: Fernandes FDM, Mendes BCA, Navas ALPG. (Eds.). *Tratado de fonoaudiologia*. 2ª ed. São Paulo: Roca, 2009. p. 202-9, cap. 21.
9. Quental L. Alinhamentos e estruturas de participação em uma entrevista terapêutica. Oliveira e Silva GM, Tarallo F. (Eds.). *Cadernos de Estudos Linguísticos*. Campinas: Unicamp, 2005.
10. Russ AS, Kuo AA, Poulakis MB et al. Qualitative analysis of parent's experience with earlu detection of hearing loss. *Arch Dis Child* 2004;89:353-58.
11. Sebald AM. Child abuse and deafness: an overview. *Am Ann Deaf* 2008;153(4).
12. Stevenson J, McCann D, Watkin P et al. The relationship between language development and behaviour problems in children with hearing loss. *J Child Psychol Psychiat* 2010;51(1):77-83.
13. Sullivan PM, Knutson JF. Maltreatment and Behavioral Characteristics os youth who are deaf and hard-of-hearing. *Sexuality and Disability* 1998;16(4):295-319.

14. Tannen D, Wallat C. Quadros interativos e esquemas de conhecimentos em interação: exemplos de uma consulta/entrevista médica. Trad. Beatriz Fontana. In: Ribeiro TB, Garcez PM. (Eds.). *Sociolinguística interacional: antroplogia, linguística e sociologia em análise do discurso.* Porto Alegre: AGE, 1987/1998.
15. Williams LCA. Sobre deficiência e violência: reflexões para uma análise de revisão de área. *Rev Bras Ed Esp*, Marília 2003 Jul.-Dez.;9(2):141-54.
16. Yoshinaga-Itano C. The social-emotional ramifications of Universal Newborn Hearing Screening, Early identification and intervention of children who are deaf or hard of hearing. *A sound Foundation Through Early Amplification*, 2001, cap. 19.

7 Violência e Voz

Lourdes Bernadete Rocha de Souza

Agradecimento ao prof. Ms. Hipólito Virgílio Magalhães Júnior, pelas sugestões neste texto.

INTRODUÇÃO

Quando fui convidada para escrever este capítulo sobre violência e voz, fiquei pensando que pontos priorizar pela complexidade dos aspectos que teria para este tema, dada a sua importância, a sua abrangência e a sua subjetividade. Resolvi, então, centrar no tema da voz profissional, mais precisamente da voz do professor, este profissional da voz que está exposto, em sua atividade, a agentes estressores relacionados com violência na escola e nas suas condições de trabalho, podendo, em decorrência desses fatores, vir a apresentar problemas na voz.

Dentre os profissionais da voz falada, a categoria docente é a que apresenta maior prevalência de alterações vocais e disfonias, além de diversos problemas de saúde enfrentados pelos professores em função do exercício da profissão.[1]

A voz é produto da construção histórica da vida de cada indivíduo, sendo esta modificada em decorrência do estado emocional e social do falante, de acordo com as situações vividas por cada um. Diante dos problemas relacionados com a voz podemos citar os impactos vocal e emocional, sendo este último causado, na maioria das vezes, pela ansiedade e pelo estresse.

As pesquisas realizadas no campo da fonoaudiologia cresceram muito nas duas últimas décadas, porém, estas ocorreram a partir de bases organicistas oriundas de escolas fisiológicas americanas.[2] Ultimamente as pesquisas estão sinalizando para a importância da voz relacionada com o próprio sujeito e não com a patologia em si, como causa e/ou consequência do distúrbio. Com relação à voz do professor, principalmente, muitos trabalhos vêm sendo desenvolvidos, centrados na preocupação com as condições de trabalho que estes profissionais são expostos, condições estas consideradas fatores de risco para o desenvolvimento de uma Disfonia.

Estudos realizados por Jardim *et al.*[3] com a participação de 2.133 professoras da rede municipal de ensino fundamental de Minas Gerais, sobre os fatores associados à pior qualidade de vida relacionada com a voz, demonstraram como resultado que a qualidade de vida é uma dimensão fundamental para analisar a disfonia no trabalho docente e que as condições ruins de trabalho estão associadas a uma pior qualidade de vida relacionada com a voz. Concluíram os autores que há necessidade de deslocar as atuais ações preventivas focalizadas no plano individual, para os planos relacionados com as condições ambientais inerentes ao desenvolvimento do trabalho docente.

Um dos fatores de risco a que os professores são expostos é a violência, que é definida como atos que visam causar danos físicos ou psicológicos, cometidos por pessoas de várias idades. As variáveis que levam a um alto índice são impulsividade, baixo desempenho escolar, pais criminosos, baixa renda familiar e supervisão parental deficiente. Neste caso, embora não haja a violência física, há a violência simbólica, uma vez que a agressão de natureza psicológica age atuando sobre a consciência.

A violência no Brasil é um tema que preocupa, uma vez que o povo brasileiro, apesar de estar se acostumando com a violência em suas diversas formas de manifestação, é um povo amedrontado com o seu crescimento.

A preocupação com a violência coloca-se hoje como uma questão central para muitas sociedades. Uma constatação preocupante desse fenômeno é que com o passar dos anos a violência passou a ser vista como natural, fazendo com que os indivíduos afetados de alguma maneira por ela, seja de forma silenciosa ou não, passem a se adaptar e a conviver com este fator tão abusivo e agressivo, levando à permissividade social e agravando cada vez mais esta situação.

Este comportamento faz com que a sociedade seja cada vez mais tolerante, incorporando a violência no seu cotidiano, de forma que as brutalidades cometidas passem a fazer parte da vida desses profissionais.

No momento atual, a violência é um fenômeno observado com muita frequência em todos os domínios da vida social. Este fenômeno também ocorre nas escolas, local onde professores e alunos vivenciam no seu cotidiano diferentes formas de violência.[4]

A imagem da escola como local de fomentação do pensamento humano parece ter sido substituída, grande parte das vezes, pela visão difusa de um campo de pequenas batalhas civis. Pequenas, mas visíveis o suficiente para causar uma espécie de mal-estar coletivo nos educadores brasileiros.[5]

Existe grande perplexidade por parte do professor que, muitas vezes, fica perdido e sem saber como agir para resolver e prevenir os múltiplos conflitos no cotidiano escolar. O que se observa é que, na maioria das vezes, ele tem muitas dificuldades em lidar com as situações de conflito, de forma a propiciar ao aluno experiências educativas de interação social construtiva que favoreçam a sua formação ética e minimizem a violência na escola. Em contrapartida, pensamos que a escola é o espaço por excelência em que o indivíduo tem possibilidades de vivenciar, de modo intencional e sistemático, formas construtivas de interação, adquirindo um saber que propicie as condições para o exercício da cidadania.[4]

Várias são as possibilidades de análise e/ou reflexão quando alguém depara, com a composição *escola/violência*, principalmente a partir de suas consequências na indisciplina do dia a dia, na agitação ou apatia nas relações professor/aluno, as ameaças de diferentes tipos, os muros, as grades, a depredação e a exclusão.[5] Este quadro já é conhecido há muito tempo e certamente podemos citá-lo como uma das mais variadas formas de violência das quais muitos desses profissionais vêm sendo vítimas nos dias atuais.

Mas, o que é violência? **A violência** é um ato que causa dano físico, moral, psicológico ou patrimonial à pessoa ou à sociedade, punível pela infração que lhe adequar por regras de subsunção do fato (violência) à norma.[6]

A Organização Mundial da Saúde (OMS) define violência como *"a imposição de um grau significativo de dor e sofrimento evitáveis"*. Segundo especialistas, o conceito é muito mais amplo e divergente do que a mera constatação de que a violência é a imposição de dor, da agressão cometida por uma pessoa contra outra; mesmo porque a dor também é um conceito muito subjetivo e difícil de ser definido.[7]

A violência urbana interfere na vida social, prejudica a qualidade das relações sociais, interferindo na qualidade de vida das pessoas. A violência tem uma história, pois é construída socialmente; ela não foi simplesmente uma explosão inesperada. A violência, tanto para quem a comete quanto para quem é submetido a ela, é, na maioria das vezes, uma questão de violência repetida, muitas vezes dificilmente perceptível, porém, quando ocorre o acúmulo desta, passa a ser um fator de risco para gerar malefícios e traumas profundos a quem a ela é submetido.

Há vários tipos de violência e dentre estes pode-se citar: a violência doméstica, a estrutural, a social, a escolar, a física, a real e a psicológica. A violência emocional é a mais silenciosa das formas de violência e, por isso, não é alvo da mesma atenção por parte da generalidade dos meios de comunicação social.

Minayo[8] considera a tipologia da violência fundamentada no Relatório Mundial da OMS que pontua os seguintes tipos de acordo com as manifestações ocorridas: há violências autoinfligidas, que se referem a comportamentos suicidas e os autoabusos. Existem também as violências interpessoais, que são classificadas em dois âmbitos: o intrafamiliar e o comunitário. O primeiro ocorre entre os parceiros íntimos e entre os membros da família; e o segundo acontece no ambiente social, entre conhecidos e desconhecidos.

Em conjunto com os tipos, varia também a natureza da violência expressa, podendo ser classificada como: **física**, que "significa o uso da força para produzir injúrias, feridas, dor ou incapacidade em outrem"; **psicológica**, em que acontecem "agressões verbais ou gestuais com o objetivo de aterrorizar, rejeitar, humilhar a vítima, restringir a liberdade ou, ainda, isolá-la do convívio social"; **sexual**, que diz respeito ao ato ou ao jogo sexual dentro de relações hetero ou homossexuais e visa estimular a vítima ou utilizá-la para obter excitação sexual por meio de aliciamento, violência física ou ameaças; e **negligência** ou **abandono**, que "inclui a ausência, a recusa ou a deserção de cuidados necessários a alguém que deveria receber atenção e cuidados".[8]

É possível observar que, com base nos tipos de classificação de violência apresentadas pela autora, o professor estaria exposto tanto à violência psicológica, quanto à violência relacionada com o negligenciamento e com o abandono, por não merecer os cuidados necessários e a atenção por parte dos governantes e da comunidade a que está exposto.

O próprio salário dos professores já é um ato de violência. Deve-se receber um salário justo, que seja suficiente para viver de maneira equilibrada e decente. No entanto, paga-se pouco e exige-se muito. Os professores, muitas vezes pela precariedade de seu salário, não podem se atualizar e acabam tendo menos acesso às possibilidades culturais que seus alunos.[6]

Na verdade o trabalho docente ainda tem de contar com a colaboração do aluno. É um trabalho que necessita ser realizado em parceria, mas não é o que acontece geralmente. A própria escola é a gestora da violência, que apesar de sutil é impregnada de simbolismos que levam o professor a ser desprotegido e a assumir muitas vezes a culpa para si mesmo, pois o ensino para muitas pessoas é uma atividade relativamente fácil de ser desempenhada e que se exerce naturalmente.[9]

Segundo Minayo[8] é preciso que todos saibam que o perfil de mortalidade e da morbidade da população brasileira hoje é marcado mais pelas condições, situações e estilos de vida do que pelas enfermidades tradicionais. Violências e acidentes fazem parte desses problemas que devem merecer tanta atenção como a AIDS, o câncer e as enfermidades cardiovasculares.

A violência também pode ser interpretada como uma tentativa de corrigir o que o diálogo não foi capaz de resolver, funcionando como um último recurso que tenta restabelecer o que é justo segundo a ótica do agressor. Portanto, sempre que houver violência significa que alguma coisa já estava anteriormente errada. É essa "coisa errada" a real causa que precisa ser corrigida para diminuirmos, de fato, os diversos tipos de violências.[10]

Um estudo com jovens das classes médias demonstrou que a violência encontra-se presente em diversas facetas da experiência escolar e assume uma forma predominantemente simbólica em uma escola particular. Demonstra, ainda, que as escolas pesquisadas não conseguiam cumprir seu papel educativo no que diz respeito à discussão das diversas formas de violência. Pesquisas mostram o quanto podem ser violentas as relações entre professores e alunos das classes populares logo nos primeiros anos da escolarização fundamental. Este é um dos tipos de violência ao qual o professor é exposto diariamente.

Porém, nem sempre a violência está explicita, e por esta razão não é claramente percebida. Às vezes não é possível identificar o agente causador, outras vezes a ação nem é prevista e, portanto, a tendência é não reconhecê-la como violência propriamente dita.

A UDEMO* realizou, no fim do ano 2000, uma pesquisa sobre violência nas escolas e um dos itens avaliados era a violência relacionada com o professor, sendo estes os principais pontos levantados pela pesquisa no que dizia respeito aos professores: alta rotatividade, excesso de faltas, despreparo, desmotivação, descompromisso, insegurança, deficiências, jornadas extenuantes, baixos salários. Os professores reclamaram, ainda, que gastam muito tempo com problemas disciplinares dos seus alunos em detrimento do trabalho pedagógico.

Ressentem-se, também, da desvalorização do seu trabalho valorizado pelos alunos e pelos seus pais.

Precisam ter um piso salarial digno, uma jornada de trabalho compatível e uma política de formação/capacitação em serviço que lhes possibilite acessar os recursos mais diversos para desenvolverem seu trabalho com qualidade. Este mesmo estudo demonstrou que quanto aos tipos de violência nas escolas, com relação às pessoas, 84%, estava relacionado com desacato, agressões (físicas ou verbais) a professores por parte dos alunos, pais ou responsáveis.[10]

Moses[11] argumentou que o homem que tem medo o demonstra por meio da sua voz, da sua postura, do seu jeito de andar, nos seus gestos e também no que ele diz, ou seja, em sua voz. Acrescenta que todos os sintomas de ansiedade envolvem o mecanismo vocal, como sentimento de "nó na garganta", de choro incontrolável, de tensão e de fadiga, que podem repercutir na qualidade vocal do indivíduo. Revelou, ainda, que os processos respiratórios são especialmente sensíveis ao medo e à ansiedade, assim como as pregas vocais que são músculos voluntários.

O corpo fala, e este corpo submetido a ações de violência reflete essas ações em sua postura, em sua respiração, sendo esta função a primeira a desorganizar-se frente ao estresse, ao medo, à violência e, em consequência dessa série de alterações, a voz também se desorganiza frente a esses eventos. O "nó na garganta" sobre o qual argu-

---

*Sindicato de Especialistas de Educação do Magistério Oficial do Estado de São Paulo.

menta o autor pode estar relacionado com o esforço vocal, a tensão laríngea no conflito do que deve ou não ser dito. A tensão na voz revela todo este estado de ansiedade frente ao medo e à violência e, muitas vezes, a impossibilidade de agir, ou mesmo de ser respeitado e atendido. A postura corporal, com tensão musculoesquelética, tão frequente na vida do professor, revela todo este estado de estresse e ansiedade, o que contribui para maior tensão e cansaço vocais.

Situações de conflito emocional podem influenciar na mobilidade corporal, proporcionando alterações no tônus muscular. A respiração, a postura, a atividade secretora das mucosas refletem fielmente as perturbações das emoções.[12]

Na verdade, a voz pode demonstrar um sintoma de protesto. A própria disfonia de conversão, pode estar relacionada com uma reação que revela os grandes problemas vivenciados pelo indivíduo.[12]

Portanto, o abuso vocal pode demonstrar o abuso sofrido e passa a ser uma ação intermediária na teia de causas e efeitos, que se inicia com um ímpeto emocionalmente determinado para vocalizar agressivamente.

Qualquer destes fatores pode ser gerador de alteração nas características vocais. A própria psicodinâmica vocal pode demonstrar, por meio da voz, o que o falante está "sentindo" e repassando para o ouvinte. Uma voz rouca causa no ouvinte uma certa sensação de cansaço ao ser contaminado por aquela voz. Um falante com voz tensa, talvez, esteja demonstrando ao ouvinte, por meio de sua voz, toda a agressividade por ele sentida. Uma voz soprosa pode, por exemplo, traduzir a real impotência daquele indivíduo, sendo esta vivenciada e repassada por meio da voz. Percebemos que várias são as manifestações da laringe em decorrência do estado emocional do falante, que pode traduzir características em sua voz de diversas maneiras por meio dos ajustes vocais realizados.

Em decorrência do estresse advindo da violência enfretada por estes profissionais no dia a dia do exercício de sua profissão, o ataque vocal brusco, a posição elevada da laringe, a constrição anteroposterior, a tensão na região cervical e/ou cintura escapular e o nível de frequência inadequada, aliados a comportamentos abusivos, como gritar e falar em alta intensidade por muito tempo, podem resultar em trauma mecânico para as pregas vocais, ocasionar mudança tecidual, alterando as características vibratórias das pregas vocais e, consequentemente, gerando patologias nas pregas vocais.[13]

A plasticidade da voz é demonstrada nas diferenças individuais como integrante da identidade do indivíduo. Está implícito na voz as características físicas, sociais e psicológicas do falante, e qualquer desequilíbrio nestas áreas pode vir a revelar alterações na voz. Quando um desequilíbrio psicológico acontece, seja por medo, raiva, depressão, conflito nas relações interpessoais ou reação de conversão, o indivíduo, inconscientemente, pode transformá-lo em um sintoma vocal.[12]

Na escola, o barulho generalizado e o ruído frequente em sala de aula interferem na compreensão da mensagem transmitida ao aluno, acarretando modificações na voz do professor, que necessita se esforçar para vencer o ruído que mascara sua voz provocado pelo barulho do ambiente, obrigando-o, assim, a usar sua voz mais intensamente, realizando assim esforço vocal, bem como tensão em todo o corpo.

No ambiente de trabalho há irregularidades que, mesmo sem serem percebidas, podem prejudicar a voz dos professores, como: iluminação precária, salas com acústica ruim em escolas localizadas em avenidas com muito tráfego, poeira e pó de giz. Apesar da importância da análise dos fatores de risco à saúde e à voz dos docentes no ambiente de trabalho, um estudo realizado por Conman et al.[14] mostrou que os fatores etiológicos de ordem física e psicoemocional aparecem com maior frequência do que aqueles decorrentes de condições adversas do meio ambiente.

Observa-se que alguns conteúdos são pouco discutidos na formação do docente, como a formação política do professor, as reais condições de trabalho, o uso excessivo da voz, os pisos salariais e as questões relacionadas com a carreira, bem como a exposição destes profissionais à violência escolar. A voz pode manifestar, por meio de suas alterações, a demonstração das perdas e do desgaste do trabalho docente.

A atividade do magistério é uma das mais insalubres. Os problemas da saúde psíquica encontram-se no topo da lista de preocupações dos professores como estresse e esgotamento. Esta doença afeta mais os professsores verdadeiramente envolvidos, uma vez que esses tornam-se mais vulneráveis à sobre carga.[14]

O adoecimento vocal do professor é demonstrado em estudos realizados em pesquisas nacionais e internacionais que demonstram interferência de fatores como: ambientais como o ruído, a poeira, a fumaça e os fatores organizacionais compreendendo o excesso de trabalho, cobrança excessiva e falta de material. Estes, associados ao despreparo e ao desconhecimento do mecanismo vocal desses profissionais, demonstra sua inserção no contexto desfavorável para uma voz saudável.[15-17]

A atividade docente geralmente é submetida a um grau elevado de estresse, estando muitas vezes relacionado com a organização do trabalho e a seus agentes agressores, que juntos podem gerar, ou mesmo agravar distúrbios vocais e comprometimento da saúde mental.[18]

A elevada prevalência de transtorno vocal nas professoras e sua associação independente com a pior qualidade de vida relacionada com a voz no domínio socioemocional revelam as condições precárias de trabalho e indicam uma importante relação entre estresse, emoção e voz.[17]

Estudos realizados sobre transtorno mental, definido este como transtorno somatoforme de ansiedade e de depressão, não psicótico, evidencia problemas caracterizados pelos sintomas: fadiga, irritabilidade ou nervosismo, esquecimento, dificuldade de concentração, alterações do sono e queixas somáticas. A característica comum dos Transtornos Somatoformes é a presença de sintomas físicos que sugerem uma condição médica geral, porém, não são completamente explicados pelos efeitos diretos de uma substância ou por um outro transtorno mental, por exemplo, o transtorno do pânico. Os sintomas devem causar sofrimento clinicamente significativo, acarretando prejuízo no funcionamento social ou ocupacional ou em outras áreas importantes. Em comparação com os Transtornos factícios e a simulação, os sintomas físicos não são intencionais.[18]

Um outro tipo de violência gerado está relacionado com a imagem do professorado da escola pública como uma imagem desgastada. A representação da educação na mídia é o reflexo desse desgaste. A mídia até se esforça no dia do professor, por intermédio dos meios de comunicação, para mostrar profissionais com imagem de heróis – demonstrando o exemplo de uma pessoa comprometida que além da profissão é um super herói.

O professorado de escola pública geralmente aparece na mídia de forma negativa. Quase sempre a ele é imputada a responsabilidade por todos os problemas relacionados com o ensino: ou é mal formado, ou falta muito às aulas, ou quando comparece não tem interesse ou é incompetente, só pensa no salário e na carreira e não nos alunos, ou, ainda, é um estressado, vítima da violência dos próprios alunos.

Há um bom tempo o trabalho docente vem deixando de ser considerado fundamental. Seu lugar social e seu papel foram sendo, ao longo das décadas, desprestigiados pelas contínuas reformas educativas que, em seu nome, são implementadas. Inicialmente, pela constante desvalorização do seu salário – o que torna o trabalho docente desprestigiado frente às demais categorias profissionais, além de evasão de quadros e da superexploração daqueles que têm de estar em muitos lugares ao mesmo tempo para poder pagar as suas contas.[19]

O excesso de trabalho, além de influenciar e ser agente causador de alterações na sua saúde, não permite que o professor prepare bem as suas aulas, que se atualize, que mantenha condições de ter um acompanhamento mais próximo dos seus alunos. Dessa forma, o professor é levado, simplesmente, a dar suas aulas, quase sempre de maneira mecânica, para cumprir suas muitas jornadas de trabalho, o que não deixa de ser um exemplo de autoviolência.[19]

Há casos em que a voz do professor tende a ser automática, sem criação, sem discussão, dificultando o elo professor aluno. Muitas vezes revelando por meio dessa voz o resultado de lidar com o ruído, com o desrespeito das condições de trabalho, com a agressividade dos alunos, enfim, com a violência "silenciosa" no seu dia a dia.

A voz é o principal elo de comunicação entre o professor e o aluno. Esta voz é capaz de impor qualidade. Demonstra que seu papel é de fundamental importância. Geralmente as reformas educativas estão longe de pensar dessa forma e, com isso, tendem a violentar a profissão docente, estando esta fadada a ser exposta à falta de limites dos alunos e seus responsáveis.

Porém, quando a escola busca impor limites, conforme suas possibilidades no uso da suspensão, por exemplo, pode ser denunciada e a justiça imediatamente ordena o retorno do aluno à sala de aula. Os reflexos dessa decisão na escola reforçam o pensamento dos alunos que acreditam poder tudo, uma vez que se consideram protegidos pela lei, generalizando a indisciplina. Isso pode ser a causa imediata para futuros atos de violência em todas as suas formas, restando aos profissionais em educação aceitar o clima de desconforto que se instala no ambiente escolar.

As instituições de proteção à criança e à juventude estão corretas ao garantirem os direitos educacionais dos alunos infratores, porém, quando o fazem deixam de garantir o mesmo direito aos demais alunos e aos profissionais em educação. O direito, porém, não se restringe apenas em estar matriculado, comparecer com frequência e ter um professor, e sim em manter um ambiente adequado com relação ao respeito para que possa existir aula com qualidade. Há, na verdade, uma interpretação equivocada dos direitos das crianças, omitindo os seus deveres em ter limites na família, quando este é dado por seus responsáveis, no ambiente escolar, pelos diretores e professores e na própria lei, onde estas crianças estarão em contato com a sociedade.

Tendo em vista que as situações vivenciadas pelos professores e as repercussões dessas situações relacionadas com a voz fazem parte de um mecanismo de adaptação fisiológica, muitas vezes caracterizadas pela resposta ao estresse.

O termo estresse é derivado da engenharia e foi adotado pelos biólogos para definir um evento ou situação que causa um estado de desequilíbrio de natureza física ou psicológica, ou uma resposta elaborada por nosso corpo a essa perturbação.[20] É definido, ainda, como a maneira que o indivíduo reage, física ou psicologicamente, diante de um desafio.[21]

De acordo com Nelson,[22] o termo inclui o agente estressor, a resposta ao estresse e os mecanismos fisiológicos entre esse agente e sua resposta. Nesse sentido, as definições de estresse envolvem tanto as características do estímulo estressor como as da resposta, sendo, entretanto, a soma de todos os efeitos não específicos dos fatores que podem atuar sobre o corpo aumentando sua demanda energética.

Centrando na voz do professor, mais detalhadamente na voz que está em constante contato com a violência em suas mais diversas manifestações, percebe-se com clareza a interferência desta na rotina desse profissional, que apesar da alta demanda e dos conflitos existentes, ainda necessita gerar a interação em sala de aula, pois esta, mesmo que em condições desfavoráveis, ainda é a responsável pelos primeiros elos entre professor e aluno e, com certeza, um dos principais recursos do trabalho docente.

Abordar a voz do professor implica abordar a voz humana com todas as interferências socioculturais presentes na vida humana, com todas as exigências de uma profissão que, além de utilizar a voz intensamente, fica exposta a situações de conflitos, medo, ansiedade, enfim, todos os tipos de violência, seja ela explícita ou implícita (silenciosa).

Além disso, a voz requer uma adaptação precisa dos órgãos fonoarticulatórios, pois o desequilíbrio de um destes pode levar o indivíduo a apresentar sintomas disfônicos, mais ou menos precoces, prejudiciais ao desempenho da profissão. Assim, indivíduos com alterações vocais podem apresentar prejuízos sociais e, principalmente, profissionais decorrentes de problemas anatômicos e/ou fisiológicos relacionados com as estruturas envolvidas na produção da voz.

Os professores são considerados, por vários autores profissionais, com grande prevalência de alterações na voz, uma vez que esta é utilizada em grande demanda e constitui seu principal instrumento de trabalho. Estes profissionais não possuem preparo prévio para o uso de sua voz profissionalmente, razão pela qual estão sempre sujeitos a situações de risco, ocasionando mal uso e abuso vocais.

O professor tem necessidade de uma voz que seja capaz de suportar uma intensa demanda vocal, como uso prolongado por várias horas. Essa demanda vocal pode variar de acordo com níveis de atuação, com as características ambientais da sala de aula, com a maneira como o professor leciona, bem como com a influência do período letivo e a organização do trabalho. A quantidade de fala contínua para todas as categorias docentes deveria situar-se entre 12 e 25 horas semanais,[23,24] porém, sabe-se que o tempo de fonação desses profissionais é bem maior que dos demais profissionais que fazem uso da voz.

Boucher, Ahmarani e Ayad[25] realizaram um estudo com o objetivo de determinar a aplicabilidade na observação da compressão espectral eletromiográfica ao registrar aumento da fadiga da musculatura laríngea por meio de uma vogal prolongada com esforço vocal em condições fisiológicas. O estudo demonstrou o aparecimento de compressão espectral como um forte atributo na identificação da fadiga vocal nas alterações musculares envolvidas na vocalização com esforço.

Um levantamento realizado envolvendo avaliação laringológica de 1.046 professores revelou patologia vocal na proporção de um para cada cinco professores examinados.[26] Desse modo, de acordo com os números alarmantes, recentes estudos acerca da fadiga vocal concluíram que os elementos críticos identificados e os mecanismos básicos dessa condição continuam incertos e infundados.

Acredita-se que esta fadiga muscular/vocal não esteja relacionada somente com o mal uso e abuso vocal, e sim sendo desencadeado pelos fatores agressores do local de trabalho no qual o professor está inserido, por meio das violência silenciosa, advinda dos fatores estressores do ambiente.

O conforto vocal está relacionado com a saúde geral e com a qualidade de vida do professor. Isso demonstra que há necessidade de se buscar maior entendimento de como os professores, percebendo por meio de sua qualidade vocal, relacionam-se com os diferentes papéis no cotidiano, pois na sua rotina profissional diária convivem com um nível de cansaço e fadiga intensos.

Seria importante que esse profissional fosse capaz de identificar a presença de alterações em sua voz, aumentando a chance de busca por tratamentos específicos e impedindo o desenvolvimento de ajustes inadequados ao falar na presença dessas alterações, bem como os ajustes negativos que realiza, como falar em forte intensidade e com tensão na presença de ruído, usar um foco de ressonância inadequado, entre outros ajustes prejudiciais que podem levar à sobrecarga do aparelho fonador, proporcionando o aparecimento de alterações vocais. O diagnóstico precoce levaria a menor impacto da alteração vocal a médio e longo prazos e redução do tempo de tratamento.[17]

Na atuação fonoaudiológica com estes profissionais, o reconhecimento do ambiente de trabalho é uma das necessidades fundamentais da avaliação fonoaudiológica. Durante a avaliação se faz necessário que o fonoaudiólogo conheça as condições específicas de atuação daquele professor, como ambiente, acústica, presença de ruídos internos e externos, carga horária, bem como ajustes vocais, corporais e musculares utilizados, que muita vezes advêm de agentes estressores.[19]

Além do trabalho individual do fonoaudiólogo atuando no diagnóstico e no tratamento das alterações vocais decorrentes do exercícios vocal, é muito importante o atendimento ao grupo de professores, com orientações e palestras, promovendo uma adequação vocal. O diálogo com os participantes é necessário para que o fonoaudiólogo compreenda o universo no qual estão inseridos, o ambiente de trabalho, as relações entre sujeitos, o dia a dia de cada professor, quais são suas necessidades e dificuldades, mapeando as condições de desenvolvimento da produção vocal, como também considerando a dinâmica psicossocial do sujeito, com todos os anseios e desgastes das relações profissionais, ou seja, compreender este profissional em uma visão contextualizada.[27]

As questões relacionadas com a saúde vocal do professor necessitam de um outro olhar para as condições de trabalho que não sejam somente as relacionadas com a carga horária, com o ruído, com o espaço físico, mas também com a violência, sendo esta compreendida de maneira integrada às condições de trabalho e à vida do docente. Assim, ao tentarmos escutar este som da voz implicitamente coagida, descobrimos que é possível solidarizarmo-nos e mobilizarmo-nos na busca de alternativas para este profissional da voz.

Há necessidade da construção coletiva de alternativas na atuação docente, da importância da sua dinamização, assegurando o ânimo diante das dificuldades, estudando questões que lhe são específicas, mantendo viva a prática e a reflexão permanente sobre ela.[28]

Acreditamos que o professor não pode buscar a construção de alternativas na solidão e no silêncio. É esta voz que precisamos cuidar, procurando escutar por meio da disfonia as alterações somatoformes para que possamos ouvir a expressão da voz que traz junto de si todos os fatores de risco a que estão expostas e implícitos na qualidade vocal dos professores.

Portanto, a intenção básica deste capítulo é a de chamar a *"atenção"* para a violência na dinâmica das diversas relações interpessoais entre: professor-aluno, colegas de trabalho na instituição escolar, na condução dos trabalhos, pois estas ocorrem, muitas vezes, como uma forma de violência que não deixa marcas explícitas, identificáveis, a violência que nem sempre se revela por meio das palavras, dos gestos, ou seja, da " *Violência Silente*".

REFERÊNCIA BIBLIOGRÁFICA

1. Penteado RZ, Gonçalves CGO, Silvério KCA. *A voz do professor: ambiente de trabalho e condições de saúde*. In: 5º Congresso de Pesquisa, 2007.
2. Palmeira CT. *E se Dora fosse ao fonoaudiólogo* [dissertação]. Mestrado em Psicologia. Fortaleza: Universidade de Fortaleza, 2001.
3. Jardim R, Barreto SM, Assunção AA. Condições de trabalho, qualidade de vida e disfonia entre docentes. *Cadernos de Saúde Pública* 2007;23(10):1-11.
4. Gonçalves MAS, Piovesan OM, Link A *et al*. Violência na escola, práticas educativas e formação do professor. *Cadernos de Pesquisa* 2005;35(126):635-58.
5. Aquino JG. A violência escolar e a crise da autoridade docente. *Cadernos CEDES* 1998;19(47).
6. Acesso em: Abr. 2010. Disponível em: http://ospiti.peacelink.it/zumbi/org/cedeca/gloss/gl-juri.html.
7. Acesso em: Maio 2010. Disponível em: www.serasaexperian.com.br/guiacontra violen cia/violencia.htm
8. Minayo MCS. *Violência e saúde*. Rio de Janeiro: Fiocruz, 2006. p. 513-31.
9. Nóvoa A. Os professores e o "novo" espaço público da educação. In: Tardif M, Lessard C. (Eds.). *O ofício de professor: história, perspectivas e desafios internacionais*. Trad. L. Magalhães. Petrópolis: Vozes; 2008.
10. Disponível em: http://www Violência na Escola 'não Mate Aula, Mate o Professor'.
11. Moses P. *The voice of neurosis*. New York: Grune, 1954.
12. Cardoso FP. *Disfonia psicogênica e os mecanismos subjacentes* [monografia]. São Paulo: CEFAC - Curso de Especialização em Voz, 1999.
13. Souza LBR. *Atuação fonoaudiológica em voz*. Rio de Janeiro: Revinter, 2010.
14. Conman PGC *et al*. Risk Factors for voice Problems in teachers. *Folia Phonier Logo* 2006;58:159-74.
15. Mestre LR, Servilha EAM. Adoecimento vocal em professores. In: *Anais do XIV Encontro de Iniciação Científica da PUC* - Campinas; 2009 Sept. 29-30.
16. Roy N. Voice-related work disruption in teachers and the general population. In: *Anais do Simpósio Internacional do Centro de Estudos da Voz 2006*. São Paulo: CEV, 2006. p. 7-9.
17. Simões M, Lagrotta MRDO. Prevalência de alteração vocal em educadoras e sua relação com a auto-percepção. *Rev Saúde Pública* 2006;40(6):1013-18.
18. Disponível em: http://www.psiquiatriageral.com.br/dsm4/somat.htm
19. Ribas A. *A violência e a indisciplina multirreincidente*. Disponível em: HTTP/UFRN I\Violência\Violência I\Educação Pública - Sua voz.
20. Haddad S. Disposto em: http://www.brasildefato.com.br/v01/agencia/analise/fala-mestra-fala-mestre-e-preciso-ouvir-a-voz-do-professorado
21. Sapolsky RM. Endocrinology of the Stress – Response. In: Becker JB, Reedlove SM, Crews J *et al*. *Behavioral endocrinology*. 2nd ed. Cambridge:The MIT, 2002. p. 409-49.
22. Nelson RJ. The endocrine system. In: *An introduction to behavioral endocrinology*. Massachusets: Sinauer Associates, 2000. p. 29-76.
23. Pereira MJ, Santos TMM, Viola IC. Influência do ruído em sala de aula sobre a performance vocal do professor. In: Ferreira LP, Costa HO. (Eds.). *Voz ativa: falando sobre o profissional da voz*. São Paulo: Roca, 2000.
24. Pereira AMS. Resiliência, personalidade, stress e estratégias de coping. In: Tavares J. (Ed.). *Resiliência e educação*. 3. ed. São Paulo: Cortez; 2002.
25. MacFadden MAJ. Hipertensão arterial essencial e estresse. *Rev Assoc Bras Med Psicossomática* 1999;3(1-2):3-7.

26. BoucheR VJ, Ahmarani C, Ayad T. Physiologic features of vocal fatigue: electromyographic spectral-compression in laryngeal muscles. *Laryngoscope* 2006;116(6):959-65.
27. Boucher VC. Acoustic correlates of fatigue in laryngeal muscles: findings for a criterion-based prevention of acquired voice pathologies. *J Speech Lang Hear Res* 2008;51:1161-70.
28. Ferreira LP. Assessoria fonoaudiológica aos profissionais da voz. In: Ferreira LP, Befi-Lopes DM, Limongi SCO (Eds.). *Tratado de fonoaudiologia*. São Paulo: Roca, 2005.

8 Fonoaudiologia, Amamentação e Violência contra Mulheres

Márcia Lourenço Baima

> "...eu tinha muito leite, mas tinha dias que eu sentia assim, que eu estava sem forças, é...teve dias que eu senti que meu leite queria secar, embora nunca secou, mas o volume era menos, né! Tinha altos e baixos, tinha dias que estava com mais leite, outros menos leite, por conta dessa situação. Isso tinha a ver com as brigas, as agressões verbais, entendeu..." – Trecho do relato de Helen, vítima de violência conjugal, sobre sua experiência de amamentação.[10]

INTRODUÇÃO

Os fonoaudiólogos inserem-se na Saúde Pública como profissionais preocupados com prevenção, detecção precoce e tratamento de patologias específicas em sua área de atuação. Concentram-se em Unidades Básicas de Saúde, hospitais de emergência, hospitais especializados e diversos programas voltados à saúde da população, compondo equipes multidisciplinares.

A atuação desses profissionais no que se refere ao aleitamento materno vem aumentando gradativamente em grupos de pré-natais e maternidades, não apenas pela preocupação com os malefícios que o desmame precoce pode causar no desenvolvimento motor-oral da criança, mas também porque podem ser mais um a acolher e auxiliar essas mulheres em uma fase da vida bastante particular.

Atualmente, políticas públicas, campanhas e programas em aleitamento materno focam seus discursos nas vantagens para o bebê e em normas que devem ser seguidas, deixando as mulheres quase como coadjuvantes desse processo. No entanto, inúmeros trabalhos científicos vêm apontando para a necessidade de rever esse modelo em vigor.

É preciso entender o universo feminino em sua individualidade para que, de fato, possamos contribuir com o aleitamento, como no caso de mulheres vítimas de violência conjugal, foco principal deste capítulo.

Esse tema bastante pertinente nos dias atuais, traz à tona uma dura realidade que pode deixar enormes sequelas físicas e emocionais para as vítimas e sua prole. O fonoaudiólogo como profissional de saúde, atuando diretamente em grupos de gestantes/nutrizes pode ser, além de um facilitador e transmissor de informação, um ouvinte acolhedor e capacitado para orientar essas mulheres para serviços especializados.

Mas para entendermos melhor a dinâmica da violência contra mulheres, é preciso fazer uma breve exposição de suas características, tipos e estudos mais recentes no Brasil e em outros países. Aqui vamos focar apenas a violência conjugal contra mulheres, que é aquela perpetrada pelo parceiro íntimo.

Para a Organização Pan-Americana de Saúde,[15] a violência conjugal ocorre em todos os países, independente do grupo social, econômico, religioso ou cultural. Organizações de mulheres há muito tempo vêm chamando à atenção para esse problema, que deixou de ser apenas uma questão de direitos humanos e passou a ser visto como um problema de saúde pública.

As consequências para as mulheres são graves, uma vez que os danos podem ser físicos, psicológicos ou sexuais. Sendo assim, o comportamento agressivo do companheiro pode incluir:[18]

- *Abuso físico:* bater, esbofetear, chutar, empurrar, queimar, sufocar, usar instrumentos contundentes (armas, facas etc.), impedir de sair de casa.
- *Violência psicológica:* ameaçar, xingar, dizer o que se pode ou não fazer, humilhar.
- *Abuso sexual:* estupro, contato físico indesejável, forçar a praticar ato sexual contra a vontade.

Recentemente foi realizada uma importante pesquisa no Brasil que tinha como objetivo analisar os resultados do *WHO Multi-Country Study on Women's Health and Domestic Violence* sobre a prevalência da violência contra mulheres por parceiros íntimos. Foram escolhidos a cidade de São Paulo e 15 municípios da Zona da Mata de Pernambuco. Das 2.128 mulheres incluídas no estudo em São Paulo e Pernambuco, 41,8 e 48,9%, respectivamente, relataram episódios de violência psicológica; 27,2 e 33,7% relataram violência física e 10,1 e 14,3% declararam abuso sexual. Houve sobreposição dos tipos de agressões que parece associada às formas mais graves de violência.[16]

Isso mostra o quanto a violência contra mulheres pelo companheiro é um fenômeno de forte prevalência em nosso país, reiterando estudos internacionais de mesmo tipo.

Também devemos apontar aqui as causas mais frequentes para a ocorrência de violência conjugal contra mulheres. No Quadro 8-1 estão os fatores de risco associados.[1,3,15]

Hoje se sabe que a saúde reprodutiva da mulher agredida é amplamente afetada pelas violências sofridas. A incapacidade de negociar o uso de preservativos com o companheiro e outros métodos contraceptivos aumenta o risco de contrair doenças sexualmente transmissíveis e HIV. Essas mulheres também apresentam alta paridade e gravidez de repetição rápida, muitas vezes indesejadas, levando-as a optarem por abortos clandestinos, geralmente realizados em péssimas condições.[2,6]

Quadro 8-1. Fatores associados ao risco de um homem cometer abuso contra a parceira

Fatores Individuais	Fatores Relacionais	Fatores Comunitários	Fatores Sociais
Idade muito jovem	Conflito no casamento	Fracas sanções comunitárias	Normas tradicionais de gênero
Excesso de bebida	Instabilidade no casamento	Pobreza	Normas sociais que apoiam a violência
Depressão	Domínio masculino na família	Baixo capital social	
Distúrbios da personalidade	Estresse econômico		
Baixo rendimento acadêmico	Vida familiar precária		
Baixa renda			
Fato de ter testemunhado ou vivenciado a violência quando criança			

Quando a gestação é levada até o fim, deparamo-nos com uma triste realidade que são as agressões que ocorrem nesse período.

Um estudo realizado em São Paulo, entre usuárias de serviços públicos de saúde com o objetivo de estimar a prevalência de violência contra mulheres, concluiu que, de 1.922 entrevistadas, 20% delas que já haviam engravidado referiram algum episódio de violência pelo parceiro durante a gravidez.[4]

O resultado desse estudo brasileiro vem ao encontro dos resultados obtidos no estudo multicêntrico realizado pela OMS. Entre os países pesquisados registraram-se prevalências variadas de violência contra mulheres perpetrada por parceiro durante a gestação. O Japão apresentou a menor prevalência (8%), seguida da Servia e Montenegro (13%) e Tailândia (11%). As maiores taxas foram observadas no Brasil, em cidades da Zona da Mata pernambucana (32%) e no Peru (44%).[5]

A partir dessas pesquisas feitas sobre violência contra mulheres durante a gestação é que se pode entender o quanto as agressões interferem não só na saúde física e mental da gestante, como também podem refletir, negativamente, nos futuros cuidados com o bebê, sendo um deles a amamentação.

Inicialmente, os estudos sobre as consequências das violências na gestação mostraram associação destas à prematuridade e ao baixo peso ao nascimento.[11,13,15] Já Moraes[12] acrescenta em seu trabalho que se considerarmos a variada gama de consequências da violência conjugal na saúde das mulheres que a vivenciam, pode-se questionar a plena capacidade de essas cuidarem, educarem e criarem as crianças de forma adequada nos primeiros anos de vida.

Aqui vamos considerar apenas um dos cuidados maternos e, talvez, o mais explorado na atualidade, o aleitamento materno.

Segundo a OMS, o aleitamento materno é uma forma incomparável de promover uma alimentação ideal para o crescimento e desenvolvimento saudável das crianças. Ela também recomenda que todos os bebês devam ser amamentados exclusivamente no peito até 6 meses de vida e até os 2 anos com dieta complementar.[19]

No Brasil, várias cartilhas, manuais e campanhas voltam seus esforços no sentido de orientar sobre o manejo da lactação, suas vantagens para o binômio mãe-bebê e, principalmente, o que a mãe deve ou não fazer nesse período. Também é sempre enfatizado que o companheiro é uma das pessoas que mais pode auxiliar a mulher nesse momento, incentivando-a e encorajando-a nessa tarefa, sendo seu apoio indispensável ao sucesso do aleitamento.[8]

No estudo de Lourenço sobre gestação e amamentação sob a ótica de mulheres vítimas de violência conjugal, percebeu-se que as onze entrevistadas mostraram-se emocionalmente abaladas durante o período de amamentação, e seus sentimentos com relação a essa experiência foram bastante contraditórios. O tempo médio de amamentação foi de 4 meses apesar de insistirem em afirmar o desejo de amamentar. Isso parece livrá-las da culpa de não conseguirem cumprir todas as recomendações fornecidas em campanhas de saúde.[10]

Outros estudos nacionais e internacionais associando violência durante e após a gestação e aleitamento materno concordam que as mulheres que vivenciam esse tipo de situação familiar, em geral, expressam desejo de amamentar, mas são significativamente mais propensas ao desmame precoce, ou mesmo a não amamentarem seus filhos do que mulheres que não sofrem violência.[7,9,14,17]

Apesar dos poucos estudos voltados à área de violência contra mulheres e aleitamento, podemos inferir que nem sempre as recomendações estabelecidas pelas políticas públicas são capazes de suprir as demandas subjetivas dessas mulheres/gestantes/nutrizes e, menos ainda, desse grupo específico.

Talvez seja o momento de rever o modelo assistencial vigente e tratar a mulher como personagem principal desse processo.

Com relação à defesa dos direitos da mulher, a criação da Lei nº 11.340, em 2006, conhecida como Lei Maria da Penha, que pune a violência doméstica e familiar contra a mulher é, hoje, um importante dispositivo de proteção. Também se destaca a criação, pelo Ministério da Saúde, de normas e políticas estratégicas com relação à violência contra mulheres, tendo como um dos principais objetivos o enfrentamento dessa questão.[1]

No entanto, se por um lado já observamos avanços significativos no combate à violência contra mulheres, por outro, ainda há muito que fazer na área da saúde pública no que tange a identificação e o acolhimento desses casos. Cavalcanti, em seu estudo, mostra que o pré-natal é um momento privilegiado para se criar ações de investigação, prevenção e intervenção contra a violência conjugal, mesmo porque muitas mulheres não revelam, espontaneamente, as violências que sofrem em casa por medo, vergonha ou por não acreditarem que podem mudar a situação.²

É nesse momento que podemos inserir o fonoaudiólogo nesse trabalho. Uma vez atuando com gestantes e nutrizes, aconselhando e auxiliando no aleitamento materno, é importante que estejam atentos ao discurso dessas mulheres, que tenham uma escuta sem preconceitos e saibam orientar adequadamente para serviços especializados.

Entender a dinâmica da violência conjugal contra mulheres é o primeiro passo para entender o porquê, muitas vezes, desse grupo de mulheres não conseguir levar adiante a amamentação, apesar do desejo e do esforço. É necessário refletir sobre a pressão exercida pelos profissionais de saúde em fazê-las cumprirem ideais de aleitamento quando a realidade é tão dura e sofrida.

Os profissionais que lidam com a amamentação, incluindo os fonoaudiólogos, devem entender que por traz de cada puérpera existem histórias de gestação e de vida.

Evidencia-se, portanto, a necessidade de um espaço dentro dos cursos de capacitação em assistência a amamentação que aborde a nutriz em todas as suas dimensões: biológica, emocional e social, lançando uma luz para questões atuais e contribuindo para práticas mais efetivas.

REFERÊNCIAS BIBLIOGRÁFICAS

1. Anacleto AJ et al. Prevalência e fatores associados à violência entre parceiros íntimos: um estudo de base populacional em Lages, Santa Catarina, Brasil. *Cadernos de Saúde Pública* 2007;25(4):800-8.
2. Cavalcante FL. *Ações de assistência pré-natal voltadas para a prevenção da violência sexual: representações e práticas dos profissionais de saúde*. Tese (Doutorado em saúde da mulher e da criança). Rio de Janeiro: Instituto Fernandes Figueiras/Fundação Oswaldo Cruz, 2004.
3. D'Oliveira AFPL et al. Fatores associados à violência por parceiro íntimo em mulheres brasileiras. *Rev Saúde Pública* 2009;43(2):299-311.
4. Durand JG, Schraiber LB. Violência na gestação entre usuárias de serviços públicos de saúde da Grande São Paulo: prevalência e fatores de associados. *Rev Bras Epidemiol* 2007;10(3):310-22.
5. Garcia-Moreno, C. et al. Prevalence of intimate partner violence: findings from the WHO multy-country study on women's health and domestic violence. *The Lancet*, v. 368, n. 9551, 2006.
6. Guimarães I. Violência de gênero. In: *Violência faz mal à saúde*. Ministério da Saúde, Brasília, 2004.

7. Kendall-Tackett K. Violence against women and perinatal period: the impact of lifetime violence and abuse on pregnacy, postpartum and breastfeeding. *Trauma, Violence & Abuse* 2007;8(3):344-53.
8. King FS. *Como ajudar mães a amamentar.* Ministério da Saúde, Brasília, 2001.
9. Lau Y, Chan KS. Influence of intimate partner violence during pregnancy and early postpartum depressive symptoms on breastfeeding among chinese women in Hong Kong. *J Midwifery Women's Health* 2007;52(2):15-20.
10. Lourenço MA. *A experiência de gestação e amamentação sob a ótica de mulheres vítimas de violência conjugal.* Dissertação (Mestrado em Saúde da Criança e da Mulher). Rio de Janeiro: Instituto Fernandes Figueiras/Fundação Oswaldo Cruz, 2006.
11. Meneses TC *et al.* A violência física doméstica e gestação: resultados de um inquérito no puerpério. *Rev Bras Ginecol Obstetr* 2003;25:309-16.
12. Moraes CL. *Aspectos metodológicos relacionados a um estudo sobre a violência familiar durante a gestação como fator de propensão da prematuridade do recém-nascido.* Tese (Doutorado em Saúde Publica). Rio de Janeiro: Escola Nacional de Saúde Pública/Fundação Oswaldo Cruz, 2001.
13. Nunez-Rivas HP *et al.* La violência física, psicológica, emocional y sexual durante el embarazo: riesgo reproductivo predictor de bajo peso al nacer em Costa Rica. *Rev Panamericana de Salud Pública* 2003;14:75-83.
14. Oliveira ASD. *Violência entre parceiros íntimos durante a gestação: um fator de risco para o desmame precoce?* Tese (Doutorado em Saúde Coletiva). Rio de Janeiro: Instituto de Medicina Social/UERJ, 2008.
15. OMS. *Relatório mundial sobre violência e saúde.* Bruxelas, 2002.
16. Schraiber LB *et al.* Prevalência da violência contra a mulher por parceiro íntimo em regiões do Brasil. *Rev Saúde Publica* 2007;41(5):797-807.
17. Silverman JG *et al.* Intimate partner violence around the time of pregnant: association with breastfeeding behavior. *J Women's Health* 2006;15(8):934-40.
18. Soares BM. *Mulheres invisíveis: violência conjugal e novas políticas de segurança.* Civilização Brasileira, Rio de Janeiro, 1999.
19. WHO. *Global strategy for infant and yong child feeding.* Geneva, 2003.

9 Formas de Violência e Envelhecimento – Fonoaudiologia frente à Violência contra o Idoso

Ana Paula Santana
Giselle Massi
Ana Cristina Guarinello
Alexandre Bergamo
Ana Paula Berberian

INTRODUÇÃO

Antes de iniciar qualquer reflexão sobre violência e envelhecimento, é importante chamar a atenção para as discussões suscitadas para a organização do capítulo. Primeiramente, vale a pena refletir sobre as condições em que são produzidos os discursos sobre o idoso: a partir de que momento o tema "violência e envelhecimento" torna-se relevante? Os estudos estão relacionados com quais "espaços sociais"? Espaço institucional? Espaço familiar? E ainda, como e por que o tema da violência passou a ser tratado como um problema de "saúde coletiva"? Como e por que, portanto, ele perdeu o seu caráter "privado" e passou a ser tratado como um problema "público" ou "coletivo"?

Outro ponto importante: existe, acaso, um "olhar do fonoaudiólogo" sobre a questão? Pode-se falar de um "olhar do fonoaudiólogo", ou de um "olhar do psicólogo", ou de um "olhar do médico", ou de um "olhar sociológico", ou de um "olhar jurídico" para o tema? Quanto a especificidade de cada um desses "olhares" colabora para maior compreensão do tema? Ou quanto ela colabora para a elaboração de uma visão fragmentada e, por isso mesmo, capaz de impedir uma visão de conjunto? É possível definir um "lugar específico para a fonoaudiologia" no interior desse debate sem uma noção "de conjunto" a seu respeito?

Este capítulo visa, assim, tentar oferecer algumas pistas para que possamos responder a essas e, porventura, outras questões que o tema possa suscitar.

VIOLÊNCIA COMO UM "PROBLEMA PÚBLICO"

A violência, em suas múltiplas modalidades (crime organizado, crime comum, violência doméstica, violação de direitos humanos), vem se constituindo nas últimas décadas como uma das maiores preocupações sociais. Tradicionalmente, os estudos relacionados com a violência aparecem, principalmente, ligados às ciências sociais.[1] Isso se explica em decorrência do fato de que as questões que envolvem a compreensão da sociedade são perpassadas por aspectos relativos ao poder e à desigualdade. Outro ponto importante é que a violência tem sido pensada, cada vez mais, em função do crescimento de valores ligados à cidadania e à legitimidade do Estado para a garantia dos direitos humanos.

De acordo com Caldeira, a violência afeta a qualidade da cidadania, uma vez que desrespeita os direitos individuais e civis que constituem uma dimensão fundamental da democracia.[8] Quando pensado com relação ao contexto internacional, percebe-se que o Brasil tem caracterizado-se como uma "democracia disjuntiva": os índices de violência crescem no mesmo sentido em que diminui a capacidade de o Estado em fornecer garantias mínimas à cidadania. O que quer, portanto, que se diga em relação à violência no Brasil precisa levar em conta essa "característica nacional".

O sentimento de indisposição e de não aceitação da violência tem-se mostrado, ao longo dos anos, como sendo crescente. Esse sentimento de indisposição, no entanto, não pode ser pensado apenas como uma questão relativa às "formas de comportamento", e tampouco pode ser creditado *unicamente* à eficácia ou não do sistema de ensino na modificação desse quadro. A "informação" a respeito da violência e de suas consequências não é suficiente para diminuí-la. O que se observa, historicamente, é uma "transferência de legitimidade do uso da violência" do cidadão comum para o Estado. O Estado define-se, basicamente, pelo "monopólio do uso legítimo da violência".[35] A violência, até o Renascimento, fazia parte da vida cotidiana e não representava algo que precisasse ser "contido". Ao contrário disso, antes as pessoas experimentavam "um enorme prazer", por exemplo, em torturar outras pessoas.[11] Os conflitos sociais, com isso, eram resolvidos sempre de forma violenta. O que se observa é que essa violência "cotidiana" foi perdendo a sua legitimidade, sendo esta gradualmente transferida para os Estados Nacionais. É o período em que os "países" começam a se formar, período esse que se estende até o início do Século XX. Não é fortuito, portanto, que o Estado se defina pelo "monopólio do uso *legítimo* da violência". O sentimento de rejeição à violência é, com isso, muito recente, e mais recente ainda são as tentativas de fazer com que essa violência deixe de existir. Uma vez que o Estado é o detentor do "monopólio do uso legítimo da violência", cabe a ele a garantia dos direitos de cidadania e de uma vida "sem violência".

Historicamente, observa-se também a legitimação de ações propostas por organismos internacionais, como a Organização Mundial da Saúde e a Unesco, a favor de uma "Cultura da Paz". Com isso, a Declaração dos Direitos Humanos* e os conceitos como os de Cidadania e de Humanização passaram a fazer parte dos discursos sobre prevenção da violência.[10,14] Nessa direção, outros movimentos sociais surgiram legitimando a necessidade de ações específicas para ciclos de vida também específicos, como o Estatuto da Criança e do Adolescente (Lei 8.069 de 13 de julho de 1990) e o Estatuto do Idoso (Lei 10.741 de 1º de outubro de 2003).

A definição de violência pela Organização Mundial da Saúde refere-se ao uso intencional da força ou do poder, real ou em ameaça contra si próprio, contra outra pessoa, ou contra um grupo ou uma comunidade, que resulte ou tenha a possibilidade de resultar em lesão, morte, dano psicológico, deficiência de desenvolvimento ou privação.[16] Há sociedades em que, por exemplo, a violência é representada apenas pela força física, em outras é representada também pela falta de cuidados, pelos maus-tratos, pela negligência diante das desigualdades sociais. Apenas para dar um exemplo, a ideia – extremamente recente – de genocídio, de extermínio em massa de uma população, leva em conta não somente a violência física direta contra populações, mas também a *omissão* diante da iminência da morte em massa.[25] Esse é um debate que caracteriza como violência tanto

---

*Essa declaração foi proclamada pela resolução 217 A (III) da Assembleia Geral das Nações Unidas, em 10 de dezembro de 1948.

o uso intencional da força física quanto o uso intencional do poder "para que nada seja feito".

A violência é, antes de mais nada, o resultado de relações sociais e de poder que se marcam pela desigualdade. A desigualdade de condições entre as pessoas faz com que, sobre elas, o Estado "aja", seja para defender, seja para condenar, ou mesmo "se omitir". Mas essa não é uma prática política que diz respeito tão somente ao Estado, é uma prática política (ou seja, de relações de poder) que faz parte do nosso cotidiano. Todos os dias incluímos ou excluímos, defendemos ou condenados, consideramos ou desconsideramos aqueles que estão ao nosso redor. Para alguns, inclusive, mais justa que a ação é a omissão. E para outros, mais legítima do que a inclusão é a exclusão. Esse uso cotidiano das relações de desigualdade como relações de poder é aquilo que Bourdieu chama de "violência simbólica". É importante que se esclareça isso, pois a apropriação da expressão "violência simbólica" se faz, muita vezes, de forma diferente daquela dada por Bourdieu. Para ele, a "violência simbólica" é a reprodução silenciosa dos mecanismos capazes de manter a desigualdade social. Esses mecanismos encontram-se no sistema de ensino, no sistema de saúde, nas chances de emprego que uma pessoa possa ter, e assim por diante. Se quisermos entender essa "violência simbólica", temos de tentar compreender aquilo que ela produz e reproduz, ou seja, a desigualdade social nas suas várias modalidades: cultural, religiosa, entre classes, entre condições de vida e, também, entre as gerações.[6,7]

Deslandes, ao discutir sobre o conceito de humanização* no âmbito da saúde, comenta que a violência simbólica é o "não reconhecimento" das necessidades emocionais e culturais dos usuários do SUS (e da imposição de certos valores morais e de comportamentos). De acordo com Bourdieu, a imposição desses valores corresponde à imposição da desigualdade de relações entre os grupos sociais, entre aqueles que se sentem legitimados para "impor" e aqueles sobre os quais deve recair essa imposição. Deslandes refere

---

*A Política Nacional de Humanização da Atenção e Gestão do SUS (Humaniza SUS) foi instituída pelo Ministério da Saúde em 2003. Ela tem por objetivo efetivar os princípios do Sistema Único de Saúde no cotidiano das práticas de atenção e de gestão, assim como promover trocas solidárias entre gestores, trabalhadores e usuários para a produção de saúde e a produção de sujeitos. (http://portal.saude.gov.br/portal/saude/cidadao/visualizar_texto.cfm?idtxt=28288).

ainda que, no âmbito hospitalar, a violência simbólica é entendida como os procedimentos e decisões que são tomados na forma de tratar o doente, apartando-o de seu convívio familiar e social, não lhe concedendo o direito ou a competência nas tomadas de decisões. A proposta da humanização é justamente sugerir a substituição da violência simbólica que é constituinte na assistência hospitalar por um modelo centrado na possibilidade de comunicação e diálogo entre usuários e gestores. Essa é, no entanto, uma sugestão estranha àquilo que Bourdieu designa como sendo a "violência simbólica". A substituição de um modelo por outro não implica o fim das relações de desigualdade.[10] Sobre isso; também Foucault era taxativo[13] ele chamava a atenção para o risco de se supor que o desmonte de uma certa relação de poder significaria o fim dessas mesmas relações. É justamente porque as relações de poder não chegam a um fim que ele colocava a necessidade de uma permanente "genealogia do poder".

A desigualdade entre os discursos, por exemplo, legitima "verdades" (de acordo com a terminologia utilizada por Foucault) que são, na prática, "valores sociais desiguais" (na terminologia de Bourdieu)*. Eles "materializam" as desigualdades sociais e, por isso mesmo, devem ser vistos como relacionados com as condições histórico-sociais nas quais são produzidos. Nas palavras de Bakhtin:[2]

> "(...) na realidade, não são palavras o que pronunciamos ou escutamos, importantes ou triviais, agradáveis ou desagradáveis etc. A palavra está sempre carregada de um conteúdo ou de um sentido ideológico ou vivencial. É assim que compreendemos as palavras e somente reagimos àquelas que despertam em nós ressonâncias ideológicas ou concernentes à vida".

Os discursos são, assim, *signos de riquezas* a serem avaliados, apreciados e signos de autoridade a serem creditados e obedecidos. Como bem disse Bourdieu.[6]

---

*Essa é a principal diferença entre o pensamento de Foucault e o de Bourdieu. Embora ambos concordassem com a ideia de que o poder não se produz externamente às relações entre os indivíduos, mas sim no interior dessas mesmas relações, para Foucault ele se manifestava de forma homogênea sobre todos os aspectos de nossa vida até os menores.. Daí a ideia de uma "microfísica do poder". E para Bourdieu ele não só se distribui de forma desigual pela sociedade como tende a reproduzir essa mesma desigualdade.

> "(...) o valor do discurso depende da relação de forças que se estabelece concretamente entre as competências linguísticas dos locutores, entendidas ao mesmo tempo como capacidade de produção, de apropriação e apreciação ou, em outros termos, como capacidade de que dispõem os diferentes agentes envolvidos na troca para impor os critérios de apreciação mais favoráveis a seus produtos".

Nesse sentido, os discursos produzidos sobre o envelhecimento não são construídos aleatoriamente e nem produzidos por qualquer sujeito; são resultantes de relações de poder específicas e, portanto, de enunciadores que ocupam determinadas posições sociais e que procuram legitimar verdades que são construídas socialmente, sendo a principal delas a "verdade da própria posição social ocupada". Ou seja, consiste em uma legitimação da própria desigualdade entre as posições sociais como um todo. Entender essas questões é fundamental para que possamos analisar a problemática do envelhecimento.

ENVELHECIMENTO E VIOLÊNCIA

A juventude e a velhice não se constituem como sendo "fronteiras naturais", mas sim como "fronteiras socialmente construídas" na luta entre jovens e velhos. A fronteira entre a juventude e a velhice é objeto de disputas em todas as sociedades. Não são, assim, ciclos biológicos predefinidos, e sim construções sociais que, em função disso, se modificam a depender de cada sociedade. Assim como há sociedades em que os idosos são mais valorizados, há aquelas em que eles são vistos como um problema social.

Da mesma forma, o envelhecimento, no caso dos países em desenvolvimento, é uma construção social: as pessoas são consideradas idosas a partir de 60 anos. Já nos países considerados desenvolvidos, as pessoas são tomadas como idosas a partir dos 65 anos. Há, ainda, que se levar em conta a problemática de se considerar os "idosos" como fazendo parte de um grupo homogêneo construído apenas a partir de condições biológicas. Fala-se dos idosos como se se falasse de uma "unidade social", como se entre idosos e as pessoas de uma mesma sociedade não houvesse desigualdades sociais, culturais, econômicas, políticas e religiosas, ou como se todos envelhecessem da mesma maneira, independente de sua origem e trajetória sociais.

Houve, no século XX, um significativo avanço nas condições que envolvem o processo de envelhecimento populacional, que deve continuar se expandindo no século XXI. No Brasil também se verifica esse avanço, pois, de acordo com Freitas, está entre os dez países que conta, em termos absolutos, com a maior população de pessoas idosas.[12] Cabe ressaltar que no ano de 1900 a expectativa de vida, em nosso país, era de aproximadamente 34 anos, chegando aos 68 anos em 2000. Ou seja, em um século a expectativa de vida dos brasileiros dobrou e a nossa população, que era jovem, passou a "envelhecer".

De acordo com Paschoal, Franco e Sales, os baixos índices de mortalidade e de fecundidade são responsáveis pelas mudanças na estrutura etária da população e seu consequente envelhecimento.[23] Contudo, essa transição demográfica, ocasionada pela queda do número de nascimentos e da taxa de mortalidade, conforme os autores, ocorreu gradativamente nos países considerados desenvolvidos, enquanto naqueles em desenvolvimento tal mudança deu-se de maneira brusca e sem contar com modificações socioeconômicas necessárias para assimilar essa mudança.

Nesse sentido, convém refletirmos que se, por um lado, o envelhecimento anuncia o fato de a saúde pública mostrar-se em condições de modificar os índices de mortalidade, aumentando os anos de vida da população, por outro, o sistema socioeconômico necessita de profundas reformulações para se tornar capaz de promover melhoras nos aspectos relacionados com a moradia, com a educação, com a nutrição, entre outros, oferecendo mais oportunidades aos diversos segmentos da população.

Conforme Paschoal, Franco e Sales *(op. cit.)*, em nosso país a maior parte da população idosa é composta por mulheres de baixa renda e sem instrução formal. Esse segmento populacional cresce sem contar com políticas públicas capazes de oferecer-lhe uma vida saudável e digna. Dessa forma, é imperativa a adoção de políticas públicas capazes de viabilizar saúde, educação, dignidade e autonomia aos idosos, sem as quais é impossível evitar que vivenciem situações de dependência e de incapacidade.[23]

Segundo Beauvoir, a situação e a posição que pessoas idosas ocupam em uma determinada sociedade alteram-se em função das diferentes culturas e momentos históricos em que estão inseridos.[3]

De acordo com seu ponto de vista, uma sociedade mostra-se equilibrada na medida em que pode assegurar aos seus velhos um lugar decente, confiando-lhes trabalhos condizentes às suas forças físicas.

Esse equilíbrio, no entanto, é incompatível com certas formas de envelhecimento. Para Medeiros, a velhice geralmente tem sido vista como sinônimo de perdas, de doenças, de impossibilidades.[18] Em sociedades que tomam a juventude como bem maior e que enaltecem o novo em detrimento do velho, não há espaço para os idosos e o lugar do velho é o não lugar.

O primeiro e mais importante aspecto ligado ao envelhecimento é que ele é "social": a definição de "velhice" depende também de seu oposto, ou seja, da "juventude". No caso do Brasil, assim como de vários outros países, a oposição entre velhice e juventude é análoga, em grande medida, à oposição entre "apto" ou "inapto" para o trabalho. Em função disso, estabelece-se uma divisão entre aqueles que são considerados "úteis" e aqueles que são "inúteis". Como essa é uma relação que se estabelece em função do mercado de trabalho, a aptidão ou a inaptidão são definições que mudam a depender da profissão: em algumas as pessoas são consideradas inaptas muito cedo, e em outras já com avançada idade. Evidentemente, a desigualdade de origem social das pessoas permite a elas chances também desiguais de inserção no mercado de trabalho. Parte dessas chances também são definidas pelo sistema de ensino. Com isso, profissões em que se exige melhor formação cultural são também aquelas em que se "envelhece mais tarde". E aquelas em que se exige menor formação cultural são justamente aquelas em que se "envelhece mais cedo". Ou seja, estar apto ou não para um trabalho, e, com isso, ser considerado "velho" para o exercício de uma profissão é algo que depende do cruzamento de uma série de fatores que envolvem desde a origem até a inserção no mercado de trabalho passando pelo sistema de ensino. Por isso, o "idoso" não pode ser considerado como uma categoria social homogênea.

Nas sociedades industriais, a velhice é depreciada e tomada como maléfica. Segundo Bosi, nessas sociedades, em que a memória e a tradição são dissipadas, todo sentimento de continuidade é igualmente destroçado.[5] O que está registrado na memória perde o valor, dando lugar ao consumo e à novidade. A busca desenfreada pela manutenção da juventude anuncia claramente o profundo mal-estar que a velhice representa para a sociedade atual, sendo marginalizada e expulsa para as suas beiradas.

Sem um valor que possa ser socialmente definido, o velho é tomado pela família como peso e, pelo Estado, como responsável pela falência da Previdência e pelas deficiências nos serviços de saúde. Nesse sentido, uma parcela significativa dos idosos brasileiros acaba por vivenciar situações diversas de exclusão e de violência. Conforme Minayo, no Brasil, violências contra o velho se expressam tradicionalmente a partir de atributos discriminatórios que lhe são impingidos: ele é reconhecido como descartável e decadente, ao mesmo tempo em que é alvo da omissão quanto ao desenvolvimento de políticas públicas e aos programas de proteção.[19] Essa discriminação é a face visível da desigualdade social. Não é apenas o "mercado de trabalho" que torna os mais velhos "inaptos", mas as próprias pessoas ao seu redor. A desigualdade, com isso, é reproduzida na certeza das pessoas de que a idade as torna "aptas", no caso dos mais jovens, ou "inaptas", no caso dos mais velhos. E é reproduzida, também, por meio da negligência com que os mais velhos, por serem considerados "inúteis", são tratados. É a isso que Bourdieu se refere quando fala de "violência simbólica", ou seja, dos mecanismos sociais capazes de produzir e de reproduzir as formas de desigualdade e, com isso, as relações de poder. Nesse caso, a exclusão do mercado de trabalho e a negligência diante da exclusão são as duas faces de uma mesma moeda, de um mesmo mecanismo de "violência simbólica".

Para Mynaio,[19]

> "(...) violência é um conceito referente aos processos, às relações sociais interpessoais, de grupos, de classes, de gênero, ou objetivadas em instituições, quando empregam diferentes formas, métodos e meios de aniquilamento de outrem, ou de sua coação direta ou indireta, causando-lhes danos físicos, mentais e morais. Esse conjunto de termos se refere a abusos físicos, psicológicos e sexuais; assim como a abandono, negligências, abusos financeiros e autonegligência."

Conforme essa autora, a negligência, entendida como recusa, omissão ou fracasso em prestar os cuidados a quem deles necessita, é uma das formas mais comuns de violência contra o idoso, em nosso país, tanto nos contextos domésticos como nos institucionais.

Em nossa sociedade ocidental, uma vez que a ideia de velhice e de juventude estão associadas ao mercado de trabalho, o discurso que circula sobre o idoso é de desqualificação, de improdutividade e de perdas. Ser idoso é, assim, carregar o peso da exclusão social, mas esse é um peso que, em função da desigualdade que marca nossa sociedade, também é desigual. Nem todos os idosos, portanto, carregam esse "peso". Como a exclusão se faz em um sentido hierárquico, de cima para baixo, aqueles que ocupam as posições inferiores são os que mais a sentem. E uma vez que para os mais jovens há mais garantias de acesso ao mercado de trabalho, a exclusão perde, entre eles, muito de sua visibilidade.

Para ilustrar essa afirmação, apresentamos, na sequência, o relato de uma senhora de 78 anos de idade residente na cidade de Curitiba que, embora hoje goze de uma vida "confortável", é de origem humilde e que, portanto, sempre precisou trabalhar[*]:

> "Eu vou ficar velha mesmo. É triste a velhice. Dia a dia você vai envelhecendo. Então, quando chega uma idade quando já vai passando dos 50, você vai ficando velho. É uma tristeza! Meu Deus, já estou quase nos 80! É uma tristeza ficar velho! Você é desprezada, eles deixam a gente jogada de lado porque você é velha. E olha que eu tento, acompanho a juventude por causa da minha neta. Eu tenho a cabeça melhor que eles. Em tudo". (Depoimento de Ar)

A velhice está ligada aqui ao desprezo. O interessante é que, mesmo Ar sendo uma idosa saudável e capaz de cuidar de si própria, de sua casa, de sua família, ela carrega os pré-construídos ideologicamente marcados: "idoso não presta para nada", "a velhice é triste", "ser velho é ser sozinho", dentre outros. *Como a velhice é uma marca que se inscreve no corpo, ela vem acompanhada de um sentimento de "culpa", como se a própria pessoa é que fosse responsável pela sua exclusão social e pela forma como é tratada, como se ela mesma fosse a causadora disso tudo, e não como se isso fosse o resultado de um mecanismo social capaz de produzir a desigualdade entre as gerações.* Isso se traduz no sentimento de impotência expresso pelo depoimento ("E olha que eu tento"),

---

[*] Esse relato e o das páginas 16 e 17 foram coletados a partir de entrevistas com idosos que participam da Oficina da Linguagem da Unidade de Saúde da Praça do Ouvidor Pardinho, em Curitiba, que oferece atendimento público de saúde à população. A Oficina é oferecida todos os anos a partir de parceria estabelecida entre a Secretária Municipal de Saúde de Curitiba e a Universidade Tuiuti do Paraná, sendo coordenada pela Profa. Dra. Giselle Massi.

pela referência com os mais jovens ainda, mas não com aqueles que estão no mercado de trabalho ("acompanho a juventude por causa da minha neta") e pela tentativa de marcar uma juventude fora do corpo, ou fora da "visibilidade" corporal ("Eu tenho a cabeça melhor que eles").

O Estado assume, nesse contexto particular brasileiro, uma posição extremamente ambígua: de regulador do curso da vida dos seus cidadãos e de responsável por garantir condições de vida dignas a todos, mas que acaba por responsabilizar o idoso pelo que ele representa enquanto "custo" para a Previdência Social, culpando-o pela "insustentabilidade do sistema previdenciário", mesmo reconhecendo a necessidade de dar conta da demanda da população que envelhece.

A preocupação com a violência sofrida por essa população levou o Estado a reconhecer a necessidade da criação de leis e de estatutos capazes de definir os direitos dos idosos. O Estatuto do Idoso e a Política Nacional do Idoso, por exemplo, visam desenvolver programas direcionados à população idosa vinculados ao lazer, à cultura e à educação, além daqueles relacionados com a saúde, com o trabalho e com a assistência dessa população. Isso tudo na tentativa de oferecer um envelhecimento ativo, saudável e digno, vivenciado a partir de processos educativos e de atitudes pautadas em princípios de equidade social. A criação desse Estatuto representa um marco histórico constitucional quanto ao envolvimento das esferas administrativas e governamentais, que são responsabilizadas pelas ações que devem ser garantidas a toda população idosa do país. Pois, segundo anuncia o Estatuto, é obrigação da comunidade, da sociedade e do Poder Público assegurar ao idoso, com absoluta prioridade, a efetivação do direito à vida, à saúde, à educação, ao esporte, ao lazer, ao trabalho, à cidadania, à liberdade, à dignidade, ao respeito e à convivência familiar e comunitária.

Segundo Schraiber *et al.*, o combate à violência configura-se como uma luta interdisciplinar. Por isso a importância de mapeamentos com relação a gênero, raça, ciclos de vida, enquanto domínios específicos para que se possa, conhecendo a realidade, promover ações de intervenção. Com esse objetivo, os autores fizeram uma revisão bibliográfica sobre os trabalhos publicados na temática violência e saúde. Eles verificaram que 234 artigos foram publicados entre 1980 e 2005. Analisando a produção de conhecimento, observaram que 20% dos trabalhos foi publicado em 2005 e as temáticas estão vinculadas à violência contra crianças e adolescentes, mortalidade em cidades específicas, homicídios, violência na família, violência institucional, violência contra a mulher, relação entre violência e pobreza, violência e desigualdade social, dentre ouros. Os autores ressaltam a ausência de trabalhos que analisassem em maior profundidade a prevenção da violência e o papel da saúde nesse tema.[27]

A OMS aponta que o problema do abuso na velhice não pode ser resolvido apenas pelas necessidades especiais dessas pessoas, como alimentação, saúde e segurança. As nações devem criar um ambiente no qual o envelhecimento é aceito como um ciclo da vida, em que as atitudes contra o envelhecimento sejam desencorajadas, em que os idosos possam ter o direito à dignidade e tenham a oportunidade de participar ativamente das atividades sociais, educacionais, culturais, espirituais e econômicas. A violência e os maus-tratos com os idosos só se tornaram objetos de estudo há menos de duas décadas. A violência física, os maus-tratos, o preconceito, a exclusão social e a negligência passaram a ser discutidos, no atual contexto, como uma questão de saúde pública.

A violência contra o idoso pode estar vinculada a grupos específicos, como a família e os cuidadores*, tanto quanto a pessoas indeterminadas.[15] Paixão Jr. *et al.* referem a importância de considerar a violência de cuidadores contra idosos a partir do momento em que os cuidadores muitas vezes são membros da família. Os autores realizaram uma padronização transcultural para o Brasil do instrumento *Caregiver Abuse Screen* (CASE), justamente para ressaltar a importância da detecção de violência de cuidadores contra idosos.[22]

Para Sanches *et al.*, a questão da violência envolve, assim, não só os idosos, mas sua família, os profissionais que cuidam dele e o sistema de saúde.[26] Abusos psicológicos e negligências mostram a necessidade de maiores delimitações e ações. Os autores enfatizam a

---

*Gonçalves *et al.*, em um levantamento sobre o perfil da família cuidadora de idoso doente/fragilizado do contexto sociocultural de Florianópolis, concluíram que diversos motivos contribuem para que uma pessoa torne-se cuidadora principal, dentre os quais destacam: a obrigação moral alicerçada em aspectos culturais e religiosos; a condição de conjugalidade, o fato de ser esposo ou esposa; a ausência de outras pessoas para a tarefa do cuidar, caso em que o cuidador assume essa incumbência não por opção, mas, na maioria das vezes, por força das circunstâncias; as dificuldades financeiras, como em caso de filhas desempregadas que cuidam dos pais em troca do sustento.[15]

necessidade de capacitação da equipe interdisciplinar para a identificação dos sinais de violência em idosos. Em outro estudo, Porto e Koller investigaram a visão de idosos institucionalizados a respeito da violência praticada contra eles. Assim, constataram que os idosos têm percepção dos maus-tratos por eles sofridos e citam as agressões verbais, os insultos, as negligências, os abusos financeiros e as agressões físicas como formas de violência.[24] As autoras concluem que o problema da velhice é de cunho sociocultural e tem relação com a saúde pública, assim, ações conjuntas entre familiares, instituições e demais setores da comunidade devem ser planejadas. As autoras insistem que é preciso investir em programas de apoio às famílias e às instituições, dando suporte aos cuidadores por meio de cursos de formação. Além disso, propõe que os próprios idosos aprendam a valorizar suas experiências, permitindo uma visão mais adequada a respeito de si mesmos, contribuindo para uma autoimagem e uma autoestima mais positivas.

Já Souza, em sua pesquisa de mestrado, percebeu que o isolamento dos idosos em instituições asilares é um testemunho das dificuldades que as pessoas têm em se identificar com eles. Para o autor, a admissão em um asilo normalmente significa uma ruptura permanente com antigos laços afetivos e a necessidade de se submeter a uma vida comunitária com pessoas desconhecidas. Há que se questionar o Estado e a própria sociedade quanto à legitimidade desse agir segregador que atua sobre o idoso institucionalizado, mesmo que as ações sejam justificadas pela necessidade de proteção ao idoso. Apesar de os programas oferecidos ao idoso serem assistencialistas, existe violência, já que a ação exercida sobre ele tem como objetivo privá-lo, mesmo que parcialmente, do direito de manifestar sua humanidade e da liberdade de vivê-la em sociedade.[30]

FONOAUDIOLOGIA, IDOSO E VIOLÊNCIA

A violência no contexto do envelhecimento é uma temática que parece ser muito recente nos estudos da fonoaudiologia, praticamente não se encontra literatura sobre o tema. Até mesmo estudos específicos sobre o envelhecimento são feitos apenas das últimas décadas. Partindo de uma revisão bibliográfica inicial, constatamos que grande parte dos estudos relacionados com o tema envelhecimento e linguagem, no campo da fonoaudiologia, refere-se a perdas e/ou alterações e à reabilitação de questões patológicas.

Estudos, por exemplo, sobre fluência da produção da fala apontam que interjeições, hesitações e correções de sílabas ou palavras aumentam com a idade.[4] Da mesma forma, para Sé, Queiroz e Yassuda, ao longo da vida dos indivíduos o cérebro apresenta mudanças morfofuncionais e bioquímicas que estão relacionadas com diversos processos. Segundo esses autores, a pessoa idosa processa informações mais lentamente.[28]

Conforme Capuano, o objetivo do fonoaudiólogo em realizar uma avaliação de memória é pesquisar quais sistemas e/ou processos estão alterados para que seja possível uma compreensão melhor dos distúrbios de linguagem apresentados pelo paciente idoso.[9] Nessa mesma perspectiva, outros autores afirmam que alguns aspectos da presbifonia são: redução da capacidade respiratória, aumento da frequência fundamental nos homens, e redução nas mulheres, extensão de frequências reduzidas em ambos os sexos e perfil de extensão com valores médios.[29]

Em um dos poucos trabalhos encontrados que consideram fonoaudiólogos que trabalham em asilos, Souza e Oda pesquisaram as queixas fonoaudiológicas apresentadas por idosos institucionalizados.[31] As autoras perceberam que existe um alto número de queixas apresentadas por esses idosos e concluem que o fonoaudiólogo que trabalha com idosos em uma instituição deve configurar esse local como um espaço de escuta e de acolhimento ao paciente, possibilitando confiança e credibilidade no profissional que, após escutar as queixas, poderá direcionar seu foco terapêutico com base nos interesses e nas necessidades do paciente.

Em estudo desenvolvido com idosos institucionalizados com relação às práticas da linguagem, Tubero e Nunn observaram que o único momento em que a grande maioria dos idosos tinham práticas conversacionais com os enfermeiros era durante as refeições. Verifica-se, portanto, um isolamento e uma diminuição das práticas interativas desses sujeitos.[34]

De acordo com Túbero,[33]

> *"(...) a linguagem do idoso tem sido considerada e estudada geralmente a partir das alterações decorrentes de processos patológicos, quer sejam as síndromes afásicas, quer sejam,*

principalmente, as síndromes demenciais. Os estudos relativos à linguagem do idoso no envelhecimento normal são ainda relativamente incipientes".

Nessa mesma direção, Massi, Santana e Lourenço afirmam que a produção do conhecimento no campo fonoaudiológico relacionado com o envelhecer reproduz um ponto de vista orgânico, no qual a perda da saúde física é enfatizada.[17] Ainda segundo as autoras, aspectos discursivos, sociais e históricos que acompanham o processo de envelhecimento têm sido pouco explorados pela fonoaudiologia. Esses aspectos estão diretamente relacionados com a linguagem, seja ela analisada no contexto normal ou no contexto patológico. Se compararmos os caminhos seguidos por essas pesquisas com os aspectos apresentados no depoimento de Ar, anteriormente no texto, veremos que elas têm por efeito conferir maior visibilidade às perdas relacionadas com a idade. O resultado disso é evidente: legitima-se a "inaptidão" dos idosos. Embora a referência seja a "vida normal", elabora-se um quadro que está longe de levar em consideração os fatores sociais condicionantes dessa "vida normal", ou seja, ignora-se a relação entre essa "vida normal" e sua "aptidão para o mercado de trabalho". Ignora-se também que o envelhecimento é vivenciado de forma diferente entre as classes sociais. Em uma passagem belíssima de uma das canções de Gonzaguinha, ele fala que "sem o seu trabalho, um homem não tem honra, e sem a sua honra, se morre, se mata" (a ambiguidade da última frase parece ser deliberada: "se mata" pode significar tanto que se promove a morte de alguém quanto a própria morte). Embora demonstre uma enorme sensibilidade para o problema, cumpre lembrar que *o trabalho é uma possibilidade de honra apenas para aquelas classes sociais cuja inserção na sociedade é, necessariamente, regulada pelas chances oferecidas pelo mercado de trabalho*. Para aqueles que têm diante de si outras possibilidades de afirmação social, é possível envelhecer sem trabalho e sem perder a "honra".

Há poucos trabalhos que se referem à temática da violência e à fonoaudiologia. Noguchi *et al.* discutem essa temática relacionada com crianças e adolescentes vítimas de violência e o atendimento fonoaudiólogico.[21] As autoras demonstram que o fonoaudiólogo enfrenta o problema sozinho, não contando com apoio institucional. Além disso, tem de contar com a falta de informação sobre o papel do fonoaudiólogo na violência familiar. Acrescente-se ainda que poucos encaminham as crianças ao Conselho Tutelar e que a noção de violência com que se trabalha é aquela relacionada com a agressão física. Outras formas de violência são, portanto, desconsideradas ou simplesmente ignoradas. Não há um conhecimento que permita identificar essas formas de violência e, com isso, *elas sequer são consideradas "violência"*. O resultado disso é que elas são cotidianamente reproduzidas, pois *o silêncio diante delas é o maior estímulo para sua continuidade.*

Não é muito diferente o estudo de Neves.[20] O autor apresenta uma pesquisa realizada na UFPE com 89 fonoaudiólogos. Os resultados da pesquisa apontam que 43,8% dos fonoaudiólogos já atenderam casos suspeitos ou confirmados de violência contra crianças e adolescente. A maior parte referiu não saber o que fazer diante desses casos. Apenas 11,4% dos entrevistados participaram de algum curso que abordou violência. E, ainda, os poucos profissionais que a denunciaram dizem ter se arrependido desse ato, pois, segundo eles, o problema não se resolveu e os pais retiraram a criança do tratamento fonoaudiológico. Segundo essa estatística, a gagueira e a disfluência também são problemas relacionados com a violência.

Outro ponto a considerar é o despreparo dos fonoaudiólogos para lidar com os idosos. Em estudo realizado por Svezzia e Trench, com nove fonoaudiólogas que trabalham com idosos em diferentes instituições hospitalares, evidenciou-se que, para todas as fonoaudiólogas entrevistadas, a experiência pessoal do envelhecer é angustiante, além das questões que estão relacionadas com o idoso hospitalizado, como as doenças, as limitações e a morte. Isso pode ser verificado nos resultados da pesquisa nas produções de enunciados das fonoaudiólogas como: *eu tenho problema com idoso; eu estou pensando "eu vou chegar lá"; geralmente o idoso é mais só, eu não tenho paciência; o tempo dele não é o meu tempo, é mais lento; a identificação com o idoso é a impotência que a gente vai chegar* (p. 10).[32] Para as autoras, existe urgência em dar um novo significado ao processo do envelhecimento e à velhice, enquanto lugar cultural e social. Para isso, propõem que a formação dos fonoaudiólogos contemple espaços para reflexão, supervisão e capacitação profissional para esses fatores.

Parte-se, assim, da ideia de que o fonoaudiólogo deve participar de ações relacionadas com a saúde pública e com o combate ao preconceito e às diversas formas de violência. Um aspecto importante é que o fonoaudiólogo deve modificar seu olhar com relação ao idoso, considerar aspectos subjetivos, discursivos e sociais que permeiam o envelhecimento *e não apenas as perdas biológicas decorrentes do processo de envelhecimento físico*. Ou seja, a atenção do fonoaudiólogo não deve só estar relacionada com a queixa (dificuldades com a linguagem oral e escrita, deglutição, audição, voz, motricidade orofacial), mas sim com o sujeito *social*, para quem as desigualdades que marcam a origem, a trajetória e o envelhecimento sociais são vividas também de forma desigual.

O trabalho fonoaudiológico com o idoso deve, assim, incidir sobre a escuta dos discursos produzidos sobre o envelhecimento, sobre o próprio sujeito e sua relação com a linguagem e, ainda, considerar as contradições sociais e discursivas que podem ser identificadas e a partir das quais emergem as demandas relacionadas com a história do sujeito com o próprio envelhecer e com a linguagem.

O ponto de partida do trabalho deve ser, portanto, o sujeito e seu discurso, assim como os discursos que são produzidos sobre ele no âmbito familiar, considerando aqui a importância do trabalho fonoaudiológico também junto à família. A título de ilustração, segue abaixo mais um depoimento de Ar, integrante da Oficina da Linguagem:

> "Quando eu vou escrever, me faltam as letras. Se eu vou escrever, quando eu tenho que falar as palavras eu ponho errado, ficam faltando as letras. Tenho vergonha de escrever, de darem risada de mim e de perguntar. Até de fazer uma lista de mercado eu tenho medo de me chamarem de burra. Tenho vergonha de perguntar. Tenho medo de verem o que eu escrevi errado e rirem de mim. Isso me deixa triste. (...) Lá fora a gente não tem liberdade de falar. Tenho medo de falar errado e me chamarem a atenção. Eu fico muda. Primeiro eu escuto, olho. Tem lugares na minha casa que eles vão e eu não vou. Eu tenho medo de passar vergonha. Se eu vou falar, eles me chamam a atenção. Prefiro não ir. Eu vou a lugares estranhos que eu posso falar e ninguém vai me chamar a atenção. Que me tratem com respeito e com carinho. Que eu posso falar e ninguém está dando risada. (...) Quando eu entrei no grupo, porque foi ali que eu me soltei. Ninguém está reparando se eu falo errado, o que eu deixo de fazer. Se

> eu não falar, eles não estão reparando. Foi uma coisa muito importante, porque eu me realizei, porque eu posso falar. (...) Foi muito bom porque eu falei o que eu sentia. Aqui deu para falar o que eu sentia. Em casa não dá para falar. Tanto que eu chego em casa e não falo o que acontece no grupo. Eles não perguntam e eu não falo. Eles sabem que eu venho e que eu gosto. Eu fico contando os dias para vir, porque me faz bem este grupinho, o meu grupinho (...) Ainda tenho vergonha do que escrevo por causa da minha letra. De escrever e os outros olharem e me chamarem de burra. Até eu tenho vergonha da minha letra! A minha família escreve diferente de mim. Tenho vergonha da minha letra, mas não da minha história. Se fosse escrever...ah! daria livros! (Depoimento de Ar)

Parece haver espaços sociais muito bem delimitados, conforme os enunciados de Ar: na Oficina "eu posso falar", na família "eu fico muda". Ar, assim, ocupa posições discursivas diferentes em cada um desses espaços. A Oficina de Linguagem parece ser o único espaço em que Ar consegue ser *sujeito* do que enuncia. Ressalte-se que no grupo há uma "tentativa" de reflexão sobre esses pré-construídos, refletindo sobre novos papéis que os idosos podem assumir na sociedade. Vale ressaltar também que a família parece ser a instituição que mais fortemente marca a posição de desrespeito contra seus idosos. Quando eles assumem o papel de cuidadores, essa questão fica ainda mais evidente.

A Oficina, no entanto, embora represente um espaço privilegiado de convivência e reflexão para esses idosos, não pode estender seus efeitos para além de si mesma. Ela promove a integração social desses idosos, mas não pode promover aquilo que está para além de seus limites: uma integração social efetiva. Isso por um motivo muito evidente: ela não tem controle sobre os mecanismos sociais causadores da desigualdade e, no seu caso específico, da exclusão dos mais velhos. Se tomada isoladamente, ela produz, *de fato*, uma *melhora de vida a esses idosos*. Mas se pensada no conjunto da sociedade, ela tende a reproduzir a desigualdade social, uma vez que não pode promover a inserção social efetiva, ou seja, não pode tocar no ponto mais importante: a desigualdade social como um todo. A emergência de espaços como esse tendem não a promover uma integração social, mas apenas uma compensação diante da não integração desses idosos. Há de se questionar, portanto, se essas iniciativas devem permanecer com seu papel paliativo ou se devem constituir-se em espaços privilegiados para a discussão de alternativas efetivas à inclusão social desses idosos.

Se, por um lado, a Oficina pretende diminuir a desigualdade social, por outro, ela legitima essa desigualdade a partir do momento em que há necessidade da criação de espaços visando à mudança de valores e a inserção social. Ou seja, nesse sentido, ela não deixa de reproduzir a desigualdade social a partir da tentativa de compensação da não integração desses idosos e do sentimento de "indignação" da desigualdade social. Isso, no entanto, não muda o fato de que ela é pensada para ser um espaço que tenta diminuir a "violência simbólica" sofrida por esses idosos e que está relacionada com a diminuição de seu papel social.

Antes de concluir, é importante que vejamos outro depoimento de Ar sobre sua participação na Oficina da Linguagem do Posto de Saúde da Praça do Ouvidor Pardinho:

> "Foi quando eu entrei aqui que eu me senti realizada porque eu nunca tive nada disso, alguém me incentivando a estudar e me dizendo o que era bom para mim. Foi aqui que eu me achei, que eu me soltei, que eu comecei a falar". (Depoimento de Ar)

O que chama a atenção no depoimento é o significado de "aceitação social" representado pela Oficina. Esse é o detalhe mais óbvio e, ao mesmo tempo, o mais importante de todos. Parte significativa dos problemas relacionados com a velhice tem a ver com o significado social que ela tem de *progressiva exclusão social*. O envelhecimento é sempre relacionado com perdas de todo tipo, em especial aquelas de caráter "biológico". Essas perdas, no entanto, não são as únicas verificadas, e nem o "corpo saudável", a única referência para pensar a velhice e suas perdas. Elas são a face visível de um mecanismo social que atinge de forma desigual a todos. A face menos visível é aquela que promove o "envelhecimento" das pessoas antes mesmo dessas perdas biológicas começarem a ocorrer, ou seja, aquela que considera as pessoas, pelos mais diversos motivos, "inaptas" ou "inúteis". Ou, para usar o termo mais comum, "velhas". A exclusão social é, por definição, qualquer que seja ela, uma "forma de violência".

E aqui se coloca a questão mais importante para a fonoaudiologia: até que ponto ela pode impedir, diminuir ou minimizar a exclusão e as perdas que incidem sobre os idosos?

CONSIDERAÇÕES FINAIS

A partir do que foi discutido até o momento, percebe-se que o fonoaudiólogo precisa rever sua relação com os idosos e com a violência *em suas múltiplas formas, dentre elas a omissão e a negligência*, sendo que estas podem ser promovidas pelos próprios profissionais de saúde, dentre eles o fonoaudiólogo e família. A atenção aos cuidadores é, com isso, uma forma de ação fundamental para modificar o estresse e a angústia caracterizados pela obrigação do "cuidar", assim como das perdas ocasionadas por doenças decorrentes do processo de envelhecimento e para modificar as relações de desigualdade a que ambos, cuidadores e idosos, estão submetidos. Dessa forma, é fundamental que se desenvolvam programas de apoio às famílias e às instituições, dando suporte aos cuidadores por meio de grupos de apoio.

Para tanto, é necessário que o processo de formação dos fonoaudiólogos contemple espaços para reflexão, supervisão e capacitação profissional que abranjam essas questões e uma análise mais detida e aprofundada acerca da violência em suas múltiplas formas. A promoção de espaços como a Oficina de Linguagem é fundamental para a minimização dos efeitos produzidos por esse processo gradual de exclusão que representa o envelhecimento. Mas não é o ponto de chegada desse trabalho. É importante que espaços como esse se tornem locais privilegiados de discussão a respeito desses efeitos. Só assim será possível o combate a várias dessas formas de violência.

REFERÊNCIAS BIBLIOGRÁFICAS

1. Adorno S. Monopólio estatal da violência na sociedade. In: Miceli S. (Ed.). *O que ler na ciência social brasileira 1970-2002*. São Paulo, Sumaré, 2002. p. 267-310.
2. Bakhtin M. *Marxismo e filosofia da linguagem*. São Paulo: Hucitec, 1999.
3. Beauvoir S. *A velhice*. Rio de Janeiro: Nova Fronteira, 1970.
4. Bertachini L. A comunicação na longevidade: aspectos fonoaudiológicos em gerontologia. In: Papaléo Netto MP. (Ed.). *Tratado de gerontologia*. São Paulo: Atheneu, 2. ed. 2007. p. 479-98.
5. Bosi E. *Memória e sociedade: lembranças de velhos*. 2. ed. São Paulo: TA Queiroz, 1993.
6. Bourdieu P. *Questões de sociologia*. Rio de Janeiro: Marco Zero, 1993.
7. Bourdieu P. *O poder simbólico*. Rio de Janeiro: Bertrand Brasil, 1998.
8. Caldeira TPR. *Cidade de Muros: crime, segregação e cidadania em São Paulo*. São Paulo: EDUSP, 2000.
9. Capuano AMN. Alterações de memória e suas correlações com a linguagem. In: Ortiz KZ. (Ed.). *Distúrbios neurológicos adquiridos*. São Paulo: Manole, 2005.
10. Deslandes SF. Análise do discurso oficial sobre a humanização da assistência hospitalar. *Ciência e Saúde Coletiva*, 2004;9(1):7-14.
11. Elias N. *El Proceso de La Civilización: investigaciones sociogenéticas y psicogenéticas*. 2. ed. México: Fondo de Cultura Económica, 1994.

12. Freitas EV. Demografia e epidemiologia do envelhecimento? In: Py L *et al. Tempo de envelhecer: percursos e dimensões psicossociais*. 2. ed. Holambra, Setembro, 2006. p. 15-38.
13. Foucault M. *Microfísica do poder*. 4. ed. Rio de Janeiro: Graal, 1984.
14. Galheigo SM. Apontamentos para se pensar ações de prevenção à violência pelo setor saúde. *Rev Saúde e Sociedade*, São Paulo 2008;17(3):181-89.
15. Gonçalves LHT, Alvarez AM, Sena ELS *et al*. Perfil da família cuidadora de idoso doente/fragilizado do contexto sociocultural de Florianópolis. *Texto & Contexto – Enfermagem*, Florianópolis 2006;15(4):570-77. Acesso em: 12 Set. 2008. Disponível em: <http://www.scielo.br>
16. Krug EG, Dahlberg LL, Mercy JA *et al.* (Eds.). *World report on violence and health*. Geneva: World Health Organization, 2002.
17. Massi GAA, Santana AP, Lourenço RCC. Sobre o envelhecer: análise dos discursos fonoaudiológicos. In: *Anais da XVII Jornada Paranaense de Geriatria e Gerontologia*. Curitiba, Primar Eventos Científicos, 2008. p. 23, v. 1.
18. Medeiros SAR. O lugar do velho no contexto familiar. In Py L *et al. Tempo de envelhecer: percursos e dimensões psicossociais*. 2. ed. Holambra: Setembro, 2006. p. 161-72.
19. Minayo MCS. Violência contra idosos: relevância para um velho problema. *Cadernos de Saúde Pública*, Rio de Janeiro 2003;19(3):733-91.
20. Neves P. *Profissionais são desafiados a tratar distúrbios da comunicação associados à violência*. (2009). Disponível em: http://www.ufpe.br/new/visualizar.php?id=11291
21. Noguchi MS, Assis SG, Santos NC. Entre quatro paredes: atendimento fonoaudiológico a crianças e adolescentes vítimas de violência. *Ciência e Saúde Coletiva* 2004;9(4):963-73.
22. Paixão Jr, Reicehnheim ME, Moraes CL *et al*. Adaptação transcrutural para o Brasil do Instrumento Caregiver Abuse Screen (CASE) para detecção de violência de cuidadores contra idosos. *Cadernos de Saúde Pública* 2007;23(9):2013-22.
23. Paschoal SMP, Franco RP, Salles RFN. In: Papaléo Netto MP (Ed.). *Tratado de gerontologia*. 2. ed. São Paulo: Atheneu, 2007. p. 39-57.
24. Porto I, Koller SH. Violência contra idosos institucionalizados. *Psic* 2008;9(1):1-12.
25. Power S. *Genocídio: a retórica americana*. São Paulo: Companhia das Letras, 2004.
26. Sanches APRA, Lebrão ML, Duarte YAO. Violência contra idosos: uma questão nova? *Saúde e Sociedade* 2008;17(3):90-100.
27. Schraiber LB, Oliveira AFPL, Couto MT. Violência e saúde: estudos científicos recentes. *Rev Saúde Publica* 2006;40:112-20.
28. Sé EVG, Queiroz NC, Yassuda MS. O envelhecimento do cérebro e a memória. In: Neri AL, Yassuda MS. (Eds.). *Velhice bem-sucedida*: aspectos afetivos e cognitivos. São Paulo: Papirus, 2004. p. 141-60.
29. Soares EB, Borba DT, Barbosa TK *et al*. Hábitos vocais em dois grupos de idosos. *Rev CEFAC* 2007;9:221-27.
30. Souza JLC. Asilo para idosos: o lugar da face rejeitada. *Belém* 2003;1:77-86.
31. Souza A, Oda AL. A importância do levantamento de queixas de idosos institucionalizados durante a entrevista para o planejamento da reabilitação fonoaudiológica. *O Mundo da Saúde São Paulo* 2008;32(2):157-69.
32. Svezzia SL, Trench B. Admirável lugar no mundo de velhos: práticas e vivências fonoaudiológicas em hospitais. *Saúde Soc* 2004;13(3):1-15.
33. Tubero AL. A linguagem do envelhecer: saúde e doença. *Distúrbios da comunicação* 1999;10(2):167-76.
34. Tubero AL, Nunn D. A linguagem do envelhecer entre muros. In: Marchesan IQ, Zorzi JL, Gomes ICD. (Eds.). *Tópicos em fonoaudiologia*. São Paulo: Lovise, 1996. p. 215-35, v. 3.
35. Weber M. *Ciência e política: duas vocações*. São Paulo: Cultrix, 1993.

Índice Remissivo

A
Abuso
 físico, 20, 120
 psicológico, 21
 sem contato físico, 42
 sexual, 20, 120
  com contato físico, 42
Adolescentes
 dificuldade de aprendizagem, 65
 maus-tratos a, 3, 66
 violência contra, 1, 75
  sinais e sintomas da, 13, 22
Agentes
 de *bullying*, 82
Agressor
 impunidade do, 5
Alvos
 de *bullying*, 81
Amamentação
 e violência contra mulheres, 119
Aparelhos de Amplificação Sonora
 Individual, 96
Aprendizagem
 distúrbios da, 70
 problemas de, 73
Avaliação do Desenvolvimento da
 Linguagem, 55

B
Bullying e fonoaudiologia educacional
 reconhecendo casos, estabelecendo
  metas para a prevenção, 77-92
 bullying, 80
  agentes, 82
  alvos, 80
  testemunhas, 82
 considerações finais, 90
 fonoaudiologia educacional, 83
 introdução, 77
 propostas de intervenção, 88
 relato de casos, 85
  caso 1, 85
   comentário, 86
  caso 2, 86
   comentário, 87
  caso 3, 87
   comentário, 87
  caso 4, 87
   comentário, 88
 violência na escola, 78

C
CASE, 138
Casos clínicos
 de violência, 28
  caso 1, 29
  caso 2, 30
  caso 3, 31
Centro de Referência às Vítimas de
 Violência, 58
Cigarro
 queimadura por, 23
Código Penal Brasileiro, 5, 8
Conselho Americano de Pediatria, 41
Conselhos Tutelares, 4
Crianças
 abrigadas ou de risco
  atuação com famílias de, 57
 com deficiência auditiva
  e a violência, 96

e o desenvolvimento da
linguagem, 98
dificuldade de aprendizagem em, 65
maus-tratos a, 3, 66
violência contra, 1, 75
sinais e sintomas da, 13, 22

D

Deficiência auditiva e barreiras
comunicativas
situação de risco para a violência,
93-102
estudos sobre violência contra
criança com deficiência auditiva, 98
introdução, 93
Delegacia de Defesa da Mulher, 5
Desempenho escolar, 27
Desenvolvimento da linguagem
violência e, 49
Desenvolvimento infantil
fatores de proteção ao, 47
violência e, 44
fatores de risco, 44
características interpessoais dos
pais, 46
características não diretamente
relacionadas, 46
Dificuldade de aprendizagem, 66
e violência contra crianças e
adolescentes, 65-76
introdução, 65
Distúrbios da aprendizagem, 70

E

Elementos dentários
ausência de, 24
Envelhecimento
e violência, 132
formas de, 127
Escola
violência na, 78
Estatuto da Criança e do
Adolescente, 4, 34, 53, 129
artigo 5°, 39
Estatuto do Idoso, 10, 129, 137

F

Fonoaudiologia
amamentação e violência contra
mulheres, 119-125
introdução, 119
educacional e *bullying*, 77, 83
idoso e violência, 139
Fonoaudiólogo
e a violência sofrida pela criança, 33
e o *bullying*, 90
papel do, 59
Formas de violência e envelhecimento
fonoaudiologia frente à violência
contra o idoso, 127-147
envelhecimento e violência, 132
fonoaudiologia, idoso e
violência, 139
introdução, 127
um problema público, 128

G

Grupo de apoio à adoção, 53

H

Hematomas e equimoses, 24

I

Idoso(s)
estatuto do, 10, 129, 137
violência contra, 1
fonoaudiologia e, 127
Imersão
queimadura por, 23
Implante Coclear Multicanal, 96
Intervenção
propostas de, 88

L

LACRI, 42
Lei Maria da Penha, 8
Leitura
construção da, 69
Lesões
centrais, 26
na região genitourinária, 25

Linguagem
  desenvolvimento e violência da, 49
  e violência na criança, 37
  institucionalização e
    desenvolvimento da, 52
  oficina da, 144
  oral
    importância da, 69
    na criança com deficiência
      auditiva, 98
Luva
  queimadura em, 23

M

Maus-tratos
  contra crianças e adolescentes, 3, 66
  físicos, 1, 20
  psicológicos, 1, 21
Mulheres
  violência contra, 1
Munchausen
  síndrome de, 2, 21

N

Negligência, 2, 21, 40

O

Oficina da Linguagem, 144
ONG Projeto Acolher, 52
Organização Mundial de Saúde, 7, 93, 122, 129, 138
Organização das Nações Unidas, 4

P

Pelos
  ausência de, 24
Perfurações e mutilações, 25
  por armas brancas, 25
  por armas de fogo, 25
  por golpes físicos, 25
Portadores de deficiências
  maus-tratos contra, 5
  violência contra, 5
  vitimização dos, 6
    fatores para a, 6

Prostituição
  de crianças e adolescentes, 42

Q

Queimadura
  em luva, 23
  em meia, 23
  por cigarro, 23
  por imersão, 23
  por utensílios aquecidos, 23

R

Reconhecendo sinais e sintomas
  da violência contra infância e
    adolescência, 13-35
  casos clínicos, 28
  contexto histórico, 15
  introdução, 13
  prática clínica, 31
  sinais e sintomas, 22
  tipos de violência, 20
Reflexões teórico-conceituais
  sobre a violência contra crianças,
    adolescentes, mulheres e idosos, 1-11
  introdução, 1
  sobre crianças, 2
  sobre idosos, 8
  sobre mulheres, 7
  sobre portadores de deficiências, 3

S

Sinais e sintomas de violência
  físicos, 23
  psicocomportamentais, 26
  tardios, 28
Síndrome de Munchausen, 2, 21
Sistema de Frequência Modulada, 96
Sistema de Informação para a Criança
  e Adolescência, 43

U

UFPE, 142
Utensílios aquecidos
  queimadura por, 23

V

Violência
  casos clínicos de, 28
  contra crianças, adolescentes, mulheres e idosos, 1-11
  e dificuldade de aprendizagem, 65
  formas de contra o idoso, 127
  contra criança com deficiência auditiva
    estudos sobre, 98
  deficiência auditiva e barreiras comunicativas
    situação de risco para a, 93
  e seus agravos no campo fonoaudiológico
    relação violência e linguagem na criança, 37-63
      atuação com famílias de crianças abrigadas ou de risco, 57
      institucionalização e desenvolvimento da linguagem, 52
      introdução, 37
      noções gerais, 38
      definição e tipos de violência, 40
      fatores desencadeadores da violência, 42
    violência e desenvolvimento da linguagem, 49
    violência e desenvolvimento infantil, 44
  e voz, 103-118
    introdução, 103
    do professor, 114
    fadiga vocal, 115
  fonoaudiologia, amamentação e, 119
  intrafamiliar/domiciliar, 38
  na escola, 78
  tipos de, 20
    física, 20
    psicológica, 21, 40, 120
    sexual, 20, 41
  um problema público, 128

W

WHO, 120